儿童抽动障碍诊断
与非药物康复

张　晋 ◎ 主编

U0333322

科学技术文献出版社
SCIENTIFIC AND TECHNICAL DOCUMENTATION PRESS
·北京·

图书在版编目（CIP）数据

儿童抽动障碍诊断与非药物康复 / 张晋主编. —北京：科学技术文献出版社，
2024.9

ISBN 978-7-5235-1372-9

Ⅰ．①儿… Ⅱ．①张… Ⅲ．①小儿疾病—神经系统疾病—诊疗 Ⅳ．① R748

中国国家版本馆 CIP 数据核字（2024）第 103109 号

儿童抽动障碍诊断与非药物康复

策划编辑：袁婴婴　　责任编辑：袁婴婴　　责任校对：张永霞　　责任出版：张志平

出　版　者	科学技术文献出版社	
地　　　址	北京市复兴路15号　　邮编　100038	
编　务　部	（010）58882938，58882087（传真）	
发　行　部	（010）58882868，58882870（传真）	
邮　购　部	（010）58882873	
官方网址	www.stdp.com.cn	
发　行　者	科学技术文献出版社发行　全国各地新华书店经销	
印　刷　者	北京虎彩文化传播有限公司	
版　　　次	2024年9月第1版　2024年9月第1次印刷	
开　　　本	710×1000　1/16	
字　　　数	138千	
印　　　张	11	
书　　　号	ISBN 978-7-5235-1372-9	
定　　　价	88.00元	

编委会

F 前言
oreword

经过长期的实践，本团队采用非药物康复疗法治疗儿童抽动障碍，取得了显著的疗效。该疗法在治愈率上远超目前公开的所有治疗方法，并能够有效预防疾病的复发。通过大量的抽动障碍儿童康复案例，本团队观察到抽动障碍虽然与遗传因素有关，但更多的是一种"生活方式病"。我们甚至认为，在未成年阶段，如果没有引起严重的后果，抽动障碍就仅仅是一组症状，并不能称之为疾病。

采用经典的双盲随机对照试验逐一控制变量进行临床研究，将耗费大量时间与资源，无法在短期内完成。然而，基于目前的观察结果，本团队发现绝大多数抽动障碍患儿在未成年阶段可以通过非药物康复疗法得到有效治疗，一旦进入成年阶段，治愈的难度将大大增加。因此，尽早进行非药物干预显得尤为重要。

作为医生，我们深知抽动障碍对患儿及其家庭带来的痛苦和困扰。为了避免一代乃至几代抽动障碍患儿留下终身遗憾，本团队基于现有的循证医学证据，在此首次分享关于抽动障碍的全新认知。这些观点与主流医学有所不同，旨在为抽动障碍患儿家长及专业医师提供有价值的参考信息。

从药物到非药物，我们走了两百年

自 1825 年现代医学首次记录抽动障碍以来，全球医学界已历经两个世纪的探索与研究，然而，至今尚未发现特别有效的治疗方法。

20 世纪 60 年代，氟哌啶醇等药物的问世为抽动障碍的治疗带来了一线曙光，这些药物在一定程度上能够改善抽动症状。自此，药物治疗成为医学界治疗抽动障碍的主要手段，相关研究也层出不穷。

目前，全球范围内的大部分医学指南和共识仍将药物疗法视为首选治疗方案。然而，值得注意的是，药物疗法的有效性并未得到充分证实。无论是中药还是西药，其治愈率与未经干预的患者相比，并未显示出明显的优势。同时，长期服药可能带来的副作用不容忽视，包括肥胖、药物依赖、肝肾损伤、精神异常、消化道反应等。

因此，抽动障碍患者常常面临症状控制不佳、药物不良反应、社会融入困难及经济压力等多重困境。针对这一问题，主流医学界正在不断反思和探索。最新的欧洲抽动障碍指南指出，越来越多的医学专家倾向于首先尝试以非药物疗法来改善抽动障碍。然而，目前尚未确认最为有效的治疗方案。这一现状凸显了抽动障碍治疗的复杂性和挑战性，也强调了进一步研究和探索的必要性。

药物无法治愈抽动，只是在掩盖病情

目前，抽动障碍在主流医学中归类为"神经精神类疾病"。因此，常用的治疗方法是采用如硫必利、氟哌啶醇、阿立哌唑等抗精神失常药物，这些药物的治疗目的是通过持续使用以抑制症状。若症状控制不理想，通常会考虑增加药物剂量或更换更为强效的镇静药物。

然而，最终的治疗结果往往面临两种选择：长期依赖药物治疗等待自愈，或因药物副作用无法承受而被迫放弃治疗。这种临床处理方式在某种程度上与用镇静剂控制癫痫发作相似。在癫痫发作时，若不及时控制，患者可能面临严重的健康风险，甚至危及生命。

然而，值得注意的是，除了极少数特别严重的抽动动作可能导致患者身体受伤外，大部分抽动症状并不会造成致残或致命的严重后果。即便抽动症状可能对患者社交和心理产生一定的负面影响，与药物副作用的危害相比，这些影响相对较小。

因此，除可能引起严重后果的"恶性抽动"以外，本团队并不主张采用代价极大的"急则治其标"的治疗策略——仅通过副作用显著的精神类药物来抑制抽动症状。更重要的是，药物产生的镇静效果可能会掩盖真实的病情，使得患者及其家属忽视抽动发生的根本原因，从而导致治疗偏离正确的方向。

抽动，本质上是身体的应激预警信号

经过长期的研究与实践，本团队认识到抽动障碍的治疗效果在过去两个世纪里未能取得实质性突破，主要归因于对其本质的理解存在偏差。最新的科研成果揭示了抽动障碍患者的大脑对外界刺激的屏蔽能力有所减弱，这可以被形象地理解为"大脑过敏"。尽管这些患者的身体结构，包括感受器、传入神经、传出神经和效应器本身均正常，但其高级神经中枢在处理信息时出现了异常，导致了异常的身体反应。

实际上，抽动障碍与其说是一种疾病，不如说是身体对环境压力做出的一种应激反应。这种反应可以理解为身体的一种预警机制，提示我们身体正在遭受某种不良刺激的影响，并试图通过过度反应来提醒自身和养育者积极应对。这与人体在受到寒冷刺激时打喷嚏的反应类似，是身体的一种自我保护预警机制。

与之类似的是，近期 *Nature* 杂志发表的两篇研究论文为我们提供了关于儿童挑食行为的新视角。研究显示，挑食实际上是免疫系统和大脑为了保护身体免受潜在过敏原的伤害而采取的一种策略。

然而，为什么我们不能像理解打喷嚏那样直观地理解和处理抽动障碍和挑食问题呢？原因在于，抽动与挑食引起的身体应激反应所针对的大多数刺激并不像寒冷刺激那样直接和紧迫。因此，身体的反应相对较为温和，且需要较长的时间来逐渐显现。同样地，通过改善体质来达到康复也是一个渐进的过程，需要持续的努力和时间。然而抽动障碍患者对于多种刺激都可能产生过敏反应，而生活中的刺激原又多种多样且反复出现。这使得康复进程经常被打断，增加了通过调整生活方式来改善病情的难度，也使人难以相信通过这种方法可以帮助抽动障碍儿童康复。

不良生活方式是抽动障碍的核心病因

中医学经典《黄帝内经》明确指出："正气内存，邪不可干。"这意味着当人体的正气强盛时，外界的邪气便无法侵扰。现代医学亦认同，增强个体的体质是防治多种疾病的核心。尽管抽动障碍与遗传有一定关系，但近年来中国儿童抽动障碍及相关共病的患病率急剧上升，主要源于不良生活方式导致的儿童群体体质下滑。

回顾人类的发展历程，人类曾经的生活方式与自然界中的动物相似，遵循着日出而作、日落而息的规律，以体力劳动为主。这种生活方式所形成的人体遗传信息原本是为了适应非现代社会的生活。但随着社会的进步，特别是工业、城市和科技的飞速发展，以及内卷化的加剧，儿童普遍面临着睡眠不足、运动缺乏、饮食失衡、屏幕滥用、噪声污染、精神刺激、学业重压等不良生活方式的困扰。

这些不良生活方式与人体遗传信息之间存在显著的适应性问题。因为人体遗传信息需要经过长期的自然选择和适应过程才能进行调整。这种不适应性导致了儿童体质耐受性的下降，进而表现为以抽动障碍为代表的各种脑功能异常。我们认为，如果抽动障碍未合并其他神经精神疾病、没有发生显著功能损害的抽动障碍不应视之为疾病，而是其他疾病的预警或先兆。未成年人在抽动障碍这一阶段，我们称之为简单性抽动障碍，而如果未成年人长期存在简单性抽动障碍，意味着不良生活方式没有持续得到改善，有可能进入下一阶段，即在抽动障碍基础上合并了其他神经精神疾病，存在了显著的功能损害，我们称之为复杂性抽动障碍。因此，我们按照抽动障碍是否合并了其他神经精神共病，对其进行了重新分类，即简单性抽动障碍和复杂性抽动障碍。

非药物康复方案——"抽动养愈"

本团队通过门诊上千例抽动障碍儿童的康复案例，总结出了一整套完整的儿童抽动障碍的非药物康复方案，即"抽动养愈"。其核心理念为儿童抽动障碍是一种主要由养育方式不良导致的儿童身体对外界刺激耐受性下降的预警信号，健康的养育方式能够促进绝大多数儿童抽动障碍自愈，不健康的养育方式或错误的干预方式会刺激儿童抽动障碍持续不缓解，后续可能导致抽动遗留终生或进展合并其他神经精神疾病。

本团队将"抽动养愈"的核心原则提炼为八个字"增强体质，回避刺激"，适用于所有抽动障碍儿童长期改善体质、保持健康，具体方法如下：①坚持早而充分的睡眠；②坚持充足的户外活动；③不吃有害、刺激、不耐受的食物；④禁止长时间使用电子屏幕；⑤避免显著的情绪、噪声、气味等不良刺激；⑥避免某些可能诱发抽动的药源性损伤。

抽动障碍非药物康复的推广任重而道远

根据本团队的临床实践经验，绝大多数抽动障碍儿童能够通过非药物康复手段实现治愈，并有效预防复发。然而，鉴于当前主流医学对抽动障碍疾病本质的认识尚未发生根本性转变，非药物康复理念的普及与推广仍然面临着重重困难与挑战。我们期望本书能够吸引更多有识之士的加入，共同致力于通过更加科学的研究方法和更有力的临床证据来验证本团队的学术观点。我们坚信，通过大家的不懈努力，我们可以逐步修正各国的诊治指南，为全球范围内的抽动障碍患者带来福音，最终消除这一疾病所带来的痛苦与困扰。

C 目 录
ontents

儿童抽动障碍诊断与非药物康复

第一章

抽动障碍概述

第一节　抽动障碍的历史及国际分类标准

抽动障碍（tic disorder，TD）是以重复刻板行为、不自主的动作为特征的一种异质性疾病，其发病原因不明，抽动是本病核心临床特征之一，可能会导致患者痛苦及其社会或职业功能的严重损害。

现代医学中，抽动障碍现存最早记录是 1825 年一位名为 Marquise de Dampierre 的患者在法国 Pitie-Salpetriere Hospital 报告了自己不自主的运动和发声行为。而最早的公开报道发表于 1885 年，Georges Albert Edouard Brutus Gilles de la Tourette 在 *Archives of Neurology* 上发表了 9 个运动抽动、发声、秽语的患者。后来，他的老师 Jean-Martin Charcot 将此类症状命名为 "Gilles de la Tourette"，也就是后来的妥瑞氏综合征/图雷氏综合征（Tourette syndrome），成为抽动障碍的一种类型。

抽动障碍诊断标准国际上较多，最主流的有《疾病和有关健康问题的国际统计分类（第十次修订本）》，即 ICD-10（international classification of diseases-10）；美国《精神障碍诊断与统计手册（第五版）》，即 DSM-5（the diagnostic and statistical manual of mental disorders-5）；以及《中国精神障碍分类与诊断标准（第三版）》，即 CCMD-3（Chinese classification and diagnostic criteria of Mental disorders-3）。这三大标准是国内外最常用的抽动障碍诊断标准，其中以 DSM-5 最常用。DSM-5 根据临床特点和病程长短将抽动障碍主要分为短暂性抽动障碍（又称暂时性抽动障碍）、慢性抽动障碍和 Tourette 综合征 3 种类型，具体分类标准如下。

（1）短暂性抽动障碍（transient tic disorder，TTD）：18 岁以前起病，病程不超过 1 年，需排除药物或者内科疾病导致的继发性抽动障碍，不符合慢性抽动障碍或者 Tourette 综合征的诊断标准。然而，短暂性抽动是否代表一种独特的障碍或一种夸张的生理形式是有争议的。抽动在儿童正常发育过程中相对常见，反映了正常的基底神经节 – 额叶突触发生，类似于婴儿的轻度舞蹈样运动。儿童时期的短暂性抽动是否由潜在的情绪压力或焦虑水平升高引起目前仍不确定。绝大多数患儿新发抽动将在 1 年内得到缓解，而这种短暂性抽动障碍的诊断只能在抽动停止后进行回顾分析时才能做出。对于出现抽动不到 1 年的患者，通常采用抽动障碍的诊断，但不另行说明。

（2）慢性抽动障碍（chronic tic disorder，CTD）：运动性抽动与发声性抽动不能同时存在，18 岁以前起病，病程在 1 年以上，同时要排除药物和内科疾病导致的继发性抽动障碍，不符合 Tourette 综合征的诊断标准。仅伴有运动性抽动被标记为慢性运动性抽动障碍（chronic motor tic disorder）；仅伴有声带抽动被标记为慢性声带抽动障碍（chronic vocal tic disorder）。这种区别并没有强大的神经生物学基础，因为发声性抽动（或语音抽动）也是喉部、咽部或呼吸肌运动活动的产物。

（3）Tourette 综合征（Tourette syndrome，TS）：又称抽动秽语综合征，患者具有多种运动性抽动或者发声性抽动，运动性抽动与发声性抽动可同时存在，但不一定同时出现。18 岁以前起病，病程要在 1 年以上，排除某些药物和内科疾病所导致的继发性抽动障碍。

第二节　抽动障碍的原理及发病过程

抽动障碍及相关的多动和强迫症状与皮质 – 纹状体 – 丘脑 – 皮质（cortico-striatal-thalamo-cortical，CSTC）回路的潜在功能障碍有关。抽动被解释为纹状体局灶性兴奋性异常的结果，该异常通过失去与这些不需要的运动模式特异性相关的皮层神经元的抑制，导致竞争性的、不需要的运动模式的抑制缺陷。一方面，最近的功能性 MRI 数据显示抽动障碍是一种感觉运动"回路"障碍。一些皮层和皮层下区域，包括体感觉和后顶叶皮质区、壳核和杏仁核 / 海马复合体，在自发性抽动时与活动增加有关，这表明这些活动增加可能是诱发抽动行为的前兆冲动的基础。另一方面，对运动输出施加自上而下控制的皮质 – 纹状体 – 丘脑 – 皮质回路的其他部分（主要是尾状核和前扣带皮层）在自发性抽动时表现出较弱的活动，这表明它们的缺陷激活可能导致抽动的严重程度增加和先前的先兆冲动。

初步的研究表明，这些抽动障碍患者尾状核和壳核的中间神经元数量减少，分布异常。为了明确小蛋白阳性快速尖峰神经元，这些通过 γ- 氨基丁酸（GABA）介导的中间神经元在调节集中注意力和选择性执行任务时所必需的周围抑制中的作用，以及它们是否在抽动产生中扮演了异常角色，需要对这些在复杂颅内电路中的神经元进行更深入地研究。功能性 MRI 和结构性 MRI 也显示，在抽动障碍患者中，控制运动输出的大脑皮层与皮质下区域之间的回路，以及大脑皮层内部的回路，在成熟过程中与年龄增长的关联性出现减慢，这表明这些神经回路的发育速度可能比正常人慢。然而，前瞻性神经影像学研究有限，因此难以区分原发性变化（即由疾病的核心机制决定）和继发性变化（即代偿的结果）。

早期的家庭和双胞胎研究表明了抽动障碍的相关遗传性。早期的连锁分析并没有确定一个突出的基因或位点可作为抽动障碍的原因，即使家族表现与常染色体显性相关遗传。抽动障碍似乎更有可能是一种复杂的疾病，有多基因的贡献和环境因素的潜在参与。不同的研究方法已经确定了不同的基因可能与抽动障碍的病因相关。第一个全基因组关联研究强调了胶原蛋白XXVII型 α-1 链（*COL27A1* 基因）的可能作用，该基因需要复制。早期的罕见变异研究发现了不同候选基因和染色体位点上的新染色体改变，如 *CNTNAP2* 和 *IMMP2L* 基因以及 7q31 和 18q22 位点。连锁分析研究显示，在一个有多个成员患有抽动障碍的大家族中，抽动障碍的表型与 *HDC* 基因的突变密切相关。*HDC* 基因编码的组氨酸脱羧酶是合成组胺的关键酶，而组胺是一种重要的生物活性分子。这一发现，加上对患者和动物研究中拷贝数变异的分析，代表了组胺能神经传导可能参与抽动障碍病理生理的初步证据。抽动障碍与注意缺陷多动障碍（attention deficit and hyperactive disorder，ADHD）和强迫症（obsessive-compulsive disorder，OCD）等共病性疾病的关联表明，不同神经发育障碍（包括孤独症谱系障碍）之间存在潜在的遗传共性。

环境因素也可能影响抽动障碍的发病和病程。怀孕期间的不利因素，特别是母亲吸烟和产前生活压力过大，可能使得抽动障碍在儿童中更常见。较低的出生体重似乎也与抽动严重程度、患 ADHD 和 OCD 的高风险相关。A 组链球菌感染对抽动障碍发生风险的影响已被假设，但未得到证实，只有有限的证据支持抽动障碍与其他病原体的联系。最近的大量证据表明，抽动障碍的免疫调节发生了内在改变，这可能导致感染和自身免疫机制的发生，但还需要做更多的工作来阐明导致这些异常的机制。同时为了更准确地评估产前条件、早期生活环境，以及环境因素对抽动障碍发展的影响，还需要开展广泛的前瞻性队列研究。另外，确定可靠的生物标志物对于识别和监测抽动障碍的发病风险和病程至关重要。

在抽动障碍患者中，抽动初次发作年龄通常为 5 ~ 8 岁，高达 95% 的病例初次发作年龄为 4 ～ 13 岁。抽动发作时通常累及面部或颅骨肌肉。最常见的先发抽动症状是眨眼，占所有抽动患者中的 60% ～ 70%。随着时间的推移，抽动的整体严重程度趋于增加，常在青春期（10 ～ 12 岁）达到高峰，这时抽动可能变得复杂或向喉部、肩部、躯干或四肢扩散。抽动的严重程度随时间而波动，抽动常在发作过程中集中出现，其间穿插着无抽动间隔或严重程度明显较低的时期。一个有趣的假设表明，抽动和无抽动的周期交替在不同的时间尺度上遵循类似的时间动态模式（即它们表现出分形特征），尽管这从未使用抽动的实时直接记录来证明。在生命的第二个 10 年，抽动的严重程度通常会降低，部分患者可能会进一步减轻或缓解。大量证据表明，抽动严重程度高、尾状核体积小、在涉及视觉运动技能的任务中表现不佳（如普渡钉板测验）的患者更有可能在成年期表现为持续且较为明显的抽动症状。

抽动障碍患者也有非运动现象，以感觉型为主。最常见和最具特征的感觉型非运动现象是先兆冲动，即抽动之前通常出现不适感觉，这种冲动通过抽动释放后立即明显缓解。一些先兆冲动具有更多的躯体性质，被描述为类似于瘙痒或引发打喷嚏的身体感觉；另一些则是身体和精神上的混合症状，患者会感到不安，内心紧张，或身体某个部位有压力。先兆冲动与抽动密切相关，最常见类型的先兆冲动位置与最常见类型的抽动位置惊人的重叠，主要包括手掌、喉咙、肩膀和腹部中线等身体部位。对先兆冲动的意识通常随着年龄的增长而增加：患者报告，在抽动发作后平均 3.1 年开始意识到这种冲动，82% ～ 92%的抽动障碍青少年清楚地讲述了这种冲动，这可能是自我意识正常发展的一部分。一些学者认为，先兆冲动甚至可能代表抽动所指向的厌恶刺激。基于这一观点，产生了抽动障碍是一种感觉运动门控障碍的假设：抽动可能是由不舒服的感觉引发的一种半自主运动反应。

躯体超敏反应（或称过度注意）是抽动障碍中一种独立的、不太明显的感觉现象。患者无法过滤感觉输入，通常会将注意力集中在来自外部环境特定部位的外部刺激上（部位敏化），如新衣服上的标签，或者依赖于身体的感觉，这些感觉可以被不断地感知；或肌肉、关节和皮肤意识异常增强的内部刺激。最近的一项研究表明，抽动障碍患者对听觉、视觉、嗅觉和触觉刺激表现出更高的敏感性。这种超敏反应表现为不舒服，特别是当刺激是微弱的、重复的和不显著的（例如，用椅子挠背，或被另一个人重复轻触）。尽管对不同刺激的敏感性均增强，但抽动障碍患者具有区分不同强度刺激的正常能力。

第三节　抽动障碍的特征

　　抽动通常是重复的、快速的、刻板的，不需要肌肉的收缩，涉及离散的肌肉群。它们通常与先前的感觉现象有关，可能在不同程度上受到意志的抑制，通常表现为非目标导向。这些基本特征将抽动与其他不自主运动，如舞蹈症、肌张力障碍、运动障碍和肌阵挛等区分开来。抽动障碍患者通常表现出不同类型的抽动，随着时间的推移，这些抽动可能会反复出现或消失。

　　抑制性是抽动障碍的主要核心特征之一。抑制性抽动的能力与年龄有关，也可能因人而异。典型的、主动的抑制性抽动可能导致相关的先兆冲动强度逐渐增加。同时，抑制性抽动的能力可能与先兆冲动的质量或严重程度无关。高强度的压力和焦虑可能会降低一个人主动抑制性抽动的能力。此外，主动抑制性抽动需要高度的注意力和精神集中，这种需求可能会分散个体对其他任务的注意力，尤其是在校学习等这种需要高度专注力的活动。

　　抽动障碍的另一个核心特征是运动的频率和强度会随着环境的变化而变化。从短期来看，社会心理压力可能是调节痉挛严重程度最重要的环境因素，部分可能与抽动障碍患者的应激反应增强有关。同样，焦虑程度、身心疲劳、无聊或沮丧的负面情绪都可能增加抽动的严重程度。在谈话中集中注意患者的抽动，或者仅仅通过直接观察，都会使症状恶化。此外，放松、专注于需要注意力的任务、体育锻炼和减少交感神经张力可能会暂时对抽动障碍有益。

　　抽动障碍的抽动频率不同，无抽动间隔的持续时间也不同。此外，抽动可能是简单的，也可能是复杂的，这取决于它们是涉及单个肌肉群，还是涉及多个肌肉群不同的、协调的运动模式。其中抽动障碍患者可能表现出广泛的其他类似抽动的、复杂的刻板行为，包括回声现象（回声恐惧症、回声症），即非自愿地重复他人的动作或发声；秽语现象（秽语症），即患者不自觉地重复自己的发音（通常是音节、单词或短语）和动作，或不自觉地说出或表现出淫秽的或不适合社会的言语、言论或手势。抽动障碍患者可能会不同程度地干扰自主行为或言语；频繁而剧烈的抽动可能导致正常的言语和行为中断，这也可能受到患者对自主抑制抽动的注意力集中的影响。

　　抽动障碍这种特征变化通常需要与刻板印象区分开，刻板印象通常是有节奏、有模式的，多年来一直稳定。除了上述这些抽动障碍的基本特征，抽动通常还表现为个体内部和个体间的巨大变异性，有助于判断其严重程度。事实上，全身所有的横纹肌都可能因抽动而被激活，抽动的位置和数量可以有很大的变化，但大多数抽动发生在头部、颈部和上肢等上半身部位。按照惯例，导致身体部分在空间上运动的抽动被归类为运动性抽动，而导致鼻、口腔、喉部和呼吸肌收缩可听到声音的抽动被归类为语音性抽动。虽然抽动通常是短暂的，但有些可能会持续很久，且有更多的肌张力障碍或肌强直的表现。

　　典型的儿童期发病的抽动障碍患者除了要详细了解病史（包括以前的药物或毒素暴露，以及完整的神经和精神检查），不需要进一步的诊断检查。成年期抽动的出现应提示排除继发性抽动障碍。除了伴随的特征和发病年龄外，继发性抽动障碍在现象学上与原发性抽动障碍没有区别，尽管是经典的感觉现象可能不存在，并且可能难以与刻板印象区分。抽动往往发生在与严重学习障碍、孤独症谱系障碍、雷特综合征以及其他遗传和染色体异常相关的神经发育障碍中，这些障碍也表现出刻板印象，但可能很难与抽动区分开。

在连接额叶皮层和基底神经节的神经网络中的结构性病变很少与突然发作的抽动相关。这些损伤包括颅脑损伤、缺血性或出血性脑卒中、肿瘤和炎症（如疱疹病毒或 HIV-1 继发的病毒性脑炎）。影响相同结构的神经退行性疾病也可表现为抽动，其中，亨廷顿病、神经棘红细胞增多症和泛酸激酶相关性神经变性是最常见的。有研究表明，抽动可能是由先前感染 A 组溶血性链球菌的自身免疫机制引起的。这被称为与链球菌感染相关的儿童自身免疫性神经精神障碍（pediatric autoimmune neuropsychiatric disorders associated with streptococcal infections，PANDAS）。PANDAS 的存在，以及抽动作为 PANDAS 的主要表现的发生，一直存在争议。目前正在重新评估 PANDAS 的定义，并对其诊断标准进行调查。最后，某些形式的心因性（功能性）抽动可能类似于抽动，尤其是在成年期首次出现时。目前，这种鉴别诊断可能是困难的，因为抽动障碍和功能性抽动运动的一些特征重叠，如随时间变化、注意力分散、诱导性和部分抑制性等。

第四节　抽动障碍的不利影响

抽动障碍是致残性最强的慢性抽动障碍，在 6～18 岁年龄组中估计患病率接近 1%。抽动障碍是一种复杂的多基因疾病，与其他神经发育障碍（如孤独症谱系障碍）有共同的环境因素和遗传易感性因素。在对慢性抽动障碍的自然史和现象学的理解方面，最近的进展强调了感觉表现的相关性，如先兆冲动和躯体超敏反应，复杂的共患病包括强迫症、注意缺陷多动障碍和冲动行为，以及环境因素（如社会心理压力）在调节疾病过程中的重要性。

在抽动障碍中，冲动控制障碍是一个潜在的常见的致残来源。冲动行为是由试图获得唤醒、满足或奖励所驱动的。冲动似乎是一种与抽动障碍表型密切相关的行为模式，可能对这些受试者有直接的认知影响，包括容易分心、普遍倾向于解除抑制的行为、优先考虑立即奖励的决定，以及无法延迟满足。其中23% ～ 40% 的 TS 患者可能出现典型、更具有组织破坏性行为的间歇性、暴发性障碍行为。暴怒症的特点是突然的、不可预测的愤怒发脾气，可能与明显的攻击性有关，这些表现在同时患有 ADHD 和 OCD 的抽动障碍患者中更为常见。自残行为是抽动障碍中另一种形式的冲动控制障碍，在15% ～ 30% 的患者中有记录。自残行为包括撞头、打脸、用身体撞硬物、用尖锐物体戳眼睛、咬舌头或嘴唇。在抽动障碍专科诊所，抽动障碍患者抑郁症状的发生率为13% ～ 76%，终身风险至少为 10%。抽动障碍患者抑郁症表现可能有多因素的起源，其与抽动和先兆冲动的严重程度、持续时间有关，也与复杂重复行为的共存有关（如自残行为、睡眠障碍、强迫症、攻击性和其他行为障碍），药物治疗对抽动和抑郁症共患病症状的影响仍不确定。最后，人格障碍在抽动障碍患者中更为常见，并进一步加剧了社会功能和职业功能障碍。一项大型观察性研究估计，64% 的成年抽动障碍患者中至少共患一种人格障碍，包括边缘型人格障碍、抑郁症、强迫症、偏执型人格障碍、被动攻击性人格障碍和回避型人格障碍。

不同的精神药物可能引发或加重抽动。用于治疗共病性 ADHD 或娱乐目的精神兴奋剂（如安非他明、哌甲酯、哌莫林、可卡因、海洛因）可导致抽动加重或发作。然而，在抽动随着年龄增长而缓解的患者中用哌甲酯治疗ADHD 可能会降低抽动的严重程度，在暴露于兴奋剂（如可卡因或摇头丸）后，观察到成年期再次出现抽动并不罕见。长期服用抗精神病药物或其他多巴胺受体拮抗剂导致的迟发性抽动相对罕见，但已有报道。

总的来说，抽动障碍可能导致不同程度的损害，包括社会功能、学术或专业成就的限制及躯体的损害。在临床和研究环境中，最广泛使用的抽动症状严重程度量表是耶鲁综合抽动严重程度量表（Yale global tic severity scale, YGTSS），该量表对运动和语音抽动的数量、频率、强度、复杂性及对计划行动或言语的干扰分别进行 0 ～ 5 分的评分。其他常用的抽动症状评估量表还包括 Tourette 综合征综合量表和 Hopkins 抽动量表等。现有唯一可用于评估抽动障碍诊断可信度的不是症状严重程度的评估工具，而是诊断可信度指数（diagnostic confidence index, DCI），但是指数主要是基于临床医生的判断，对患有或曾经患有抽动障碍的患者进行评分，评分范围为 0 ～ 100 分。因此，在没有生物标志物作为抽动障碍诊断金标准的当下，DCI 的准确性尚无法判定。

参考文献

[1] AMERICAN PSYCHIATRIC ASSOCIATION. Diagnostic and statistical manual of mental disorders. 4th ed. Washington DC: American Psychiatric Association, 2000.

[2] KURLAN R. Hypothesis Ⅱ: Tourette's syndrome is part of a clinical spectrum that includes normal brain development. Arch Neurol, 1994, 51（11）: 1145-1150.

[3] CATH D C, HEDDERLY T, LUDOLPH A G, et al. European clinical guidelines for Tourette syndrome and other tic disorders. Part I: assessment. Eur Child Adolesc Psychiatry, 2011, 20（4）: 155-171.

[4] HIRSCHTRITT M E, LEE P C, PAULS D L, et al. Lifetime prevalence, age of risk, and genetic relationships of comorbid psychiatric disorders in Tourette syndrome. JAMA Psychiat, 2015, 72（4）: 325-333.

[5] LECKMAN J F, RIDDLE M A, HARDIN M T, et al. The Yale Global Tic Severity Scale: initial testing of a clinician-rated scale of tic severity. J Am Acad Child Adolesc Psychiatry, 1989, 28（4）: 566-573.

[6] LUNDH A, LEXCHIN J, MINTZES B, et al. Industry sponsorship and research

outcome: systematic review with meta-analysis. Intensive Care Med, 2018, 44 (10): 1603-1612.

[7] MARTINEZ-RAMIREZ D, JIMENEZ-SHAHED J, LECKMAN J F, et al. Efficacy and safety of deep brain stimulation in Tourette syndrome: the international Tourette syndrome deep brain stimulation public database and registry. JAMA Neurol, 2018, 75 (3): 353-359.

[8] MARTINO D, SCHRAG A, ANASTASIOU Z, et al. Association of group a streptococcus exposure and exacerbations of chronic tic disorders: a multinational prospective cohort study. Neurology, 2021, 96 (12): e1680-e1693.

[9] BIERMANN-RUBEN K, MILLER A, FRANZKOWIAK S, et al. Increased sensory feedback in Tourette syndrome. Neuroimage, 2012, 63 (1): 119-125.

[10] BELLUSCIO B A, JIN L, WATTERS V, et al. Sensory sensitivity to external stimuli in Tourette syndrome patients. Mov Disord, 2011, 26 (14): 2538-2543.

[11] GANOS C, KAHL U, SCHUNKE O, et al. Are premonitory urges a prerequisite of tic inhibition in Gilles de la Tourette syndrome? J Neurol Neurosurg Psychiatry, 2012, 83 (10): 975-978.

[12] CONELEA C A, WOODS D W. The influence of contextual factors on tic expression in Tourette's syndrome: a review. J Psychosom Res, 2008, 65 (5): 487-496.

[13] CAVANNA A E, RICKARDS H. The psychopathological spectrum of Gilles de la Tourette syndrome. Neurosci Biobehav Rev, 2013, 37 (6): 1008-1015.

[14] BUDMAN C L, ROCKMORE L, STOKES J, et al. Clinical phenomenology of episodic rage in children with Tourette syndrome. J Psychosom Res, 2003, 55 (1): 59-65.

[15] MATHEWS C A, WALLER J, GLIDDEN D, et al. Self injurious behaviour in Tourette syndrome: correlates with impulsivity and impulse control. J Neurol Neurosurg Psychiatry, 2004, 75 (8): 1149-1155.

[16] MEJIA N I, JANKOVIC J. Secondary tics and tourettism. Braz J Psychiatry, 2005, 27 (1): 11-17.

[17] DAMÁSIO J, EDWARDS M J, ALONSO-CANOVAS A, et al. The clinical syndrome

of primary tic disorder associated with dystonia: a large clinical series and a review of the literature. Mov Disord, 2011, 26（4）: 679-684.

[18] LESPÉRANCE P, DJERROUD N, DIAZ ANZALDUA A, et al. Restless legs in Tourette syndrome. Mov Disord, 2004, 19（9）: 1084-1087.

[19] TOURETTE'S SYNDROME STUDY GROUP. Treatment of ADHD in children with tics: a randomized controlled trial. Neurology, 2002, 58（4）: 527-536.

[20] SWEDO S E, LECKMAN J F, ROSE N R. From research subgroup to clinical syndrome: modifying the PANDAS criteria to describe PANS（Pediatric Acute-onset Neuropsychiatric Syndrome）. Pediatr Therapeut, 2012, 2（2）: 113-115.

[21] SINGER H S, GILBERT D L, WOLF D S, et al. Moving from PANDAS to CANS. J Pediatr, 2012, 160（5）: 725-731.

[22] VAN DER SALM S M, TIJSSEN M A, KOELMAN J H, et al. The bereitschaftspotential in jerky movement disorders. J Neurol Neurosurg Psychiatry, 2012, 83（12）: 1162-1167.

[23] MINK J W. Basal ganglia dysfunction in Tourette's syndrome: a new hypothesis. Pediatr Neurol, 2001, 25（3）: 190-198.

[24] MCCAIRN K W, BRONFELD M, BELELOVSKY K, et al. The neurophysiological correlates of motor tics following focal striatal disinhibition. Brain, 2009, 132（pt 8）: 2125-2138.

[25] WANG Z, MAIA T V, MARSH R, et al. The neural circuits that generate tics in Tourette's syndrome. Am J Psychiatry, 2011, 168（12）: 1326-1337.

[26] KATAOKA Y, KALANITHI P S, GRANTZ H, et al. Decreased number of parvalbumin and cholinergic interneurons in the striatum of individuals with Tourette syndrome. J Comp Neurol, 2010, 518（3）: 277-291.

[27] WORBE Y, MALHERBE C, HARTMANN A, et al. Functional immaturity of cortico-basal ganglia networks in Gilles de la Tourette syndrome. Brain, 2012, 135（pt 6）: 1937-1946.

[28] BLOCH M H, LECKMAN J F, ZHU H, et al. Caudate volumes in childhood predict

symptom severity in adults with Tourette syndrome. Neurology，2005，65（8）：1253-1258.

[29] FELLING R J，SINGER H S. Neurobiology of tourette syndrome：current status and need for further investigation. J Neurosci，2011，31（35）：12387-12395.

[30] FINIS J，ENTICOTT P G，POLLOK B，et al. Repetitive transcranial magnetic stimulation of the supplementary motor area induces echophenomena. Cortex，2013，49（7）：1978-1982.

[31] JACKSON S R，PARKINSON A，JUNG J，et al. Compensatory neural reorganization in Tourette syndrome. Curr Biol，2011，21（7）：580-585.

[32] BUSE J，SCHOENEFELD K，MUNCHAU A，et al. Neuromodulation in Tourette syndrome：dopamine and beyond. Neurosci Biobehav Rev，2013，37（6）：1069-1084.

[33] PALMINTERI S，LEBRETON M，WORBE Y，et al. Dopamine-dependent reinforcement of motor skill learning：evidence from Gilles de la Tourette syndrome. Brain，2011，134（pt 8）：2287-2301.

[34] LERNER A，BAGIC A，SIMMONS J M，et al. Widespread abnormality of the，-aminobutyric acid-ergic system in Tourette syndrome. Brain，2012，135（pt 6）：1926-1936.

[35] WORBE Y，SGAMBATO-FAURE V，EPINAT J，et al. Towards a primate model of Gilles de la Tourette syndrome：anatomo-behavioural correlation of disorders induced by striatal dysfunction. Cortex，2013，49（4）：1126-1140.

[36] DENG H，GAO K，JANKOVIC J. The genetics of Tourette syndrome. Nat Rev Neurol，2012，8（4）：203-213.

[37] FERNANDEZ T V，SANDERS S J，YURKIEWICZ I R，et al. Rare copy number variants in tourette syndrome disrupt genes in histaminergic pathways and overlap with autism. Biol Psychiatry，2012，71（5）：392-402.

[38] HOEKSTRA P J，DIETRICH A，EDWARDS M J，et al. Environmental factors in Tourette syndrome[published online ahead of print October 23，2012]. Neurosci Biobehav Rev，2012，10（9）：1125-1130.

▶▶▶ **第二章**

抽动障碍的病因

抽动障碍是一种神经发育障碍性疾病，其病因和发病机制尚未完全明了。研究表明，抽动障碍的发病与遗传因素、生物因素、心理素质和环境因素等多个方面有关，可能是多种因素在发育过程中相互作用的综合结果。

尽管研究显示抽动障碍与多种因素有关，但没有哪一种因素能够完全解释该疾病的特殊表现和严重程度。可能是具有抽动障碍遗传因素的儿童，在遇到不利的环境条件或心理应激，并超出神经系统的耐受力或内环境平衡遭到破坏时，才会促使发生抽动障碍。对于多巴胺能基底神经节环路的功能异常研究发现，皮质－纹状体－丘脑－皮质回路的去抑制与抽动障碍的发生密切相关。

总之，抽动障碍的病因和发病机制是多方面的，但多巴胺能基底神经节环路的功能异常可能是其中的一个重要机制。

第一节　遗传因素

抽动障碍是一种在儿童期起病、具有明显遗传倾向的神经精神疾病。然而，目前对于抽动障碍仍存在许多未明确的问题，如为何有些患者表现轻微而有些患者表现严重等。临床上有许多患者家族中有好几个人或好几代人都患有抽动障碍，但无法用常染色体显性、隐性或性连锁遗传方式来解释。

　　抽动障碍的遗传学研究已经进行了多年，对该病的遗传学问题进行了较多的研究工作，涉及家系调查、双生子研究、分离分析、连锁分析、基因组印迹、候选基因研究等方面。然而，至今尚无明确结论关于抽动障碍易感基因或致病基因。大量家系调查表明，抽动障碍先证者的亲属中有抽动障碍病史，在该病的家族成员中，抽动障碍的发生率为40%～50%，这提供了抽动障碍与遗传有关的证据。一些研究也发现抽动障碍患者家族中其他成员也有抽动障碍的病史。通过对抽动障碍先证者的家庭成员进行遗传流行病学调查发现，抽动障碍患者中的家庭成员发病率较普通人群要高，表明抽动障碍具有明显的遗传倾向。此外，研究还发现一部分抽动障碍可能与遗传因素无关。

　　抽动障碍的双生子研究表明：①抽动障碍在双生子中具有一致性，尤其是在单卵双生子中的一致性更高。②在不同类型抽动障碍的双生子中，一致性可以达到94%。③单卵双生子中抽动障碍的一致性显著高于双卵双生子，表明抽动障碍主要由遗传因素决定。利用分离分析研究发现，抽动障碍的遗传方式倾向于常染色体显性遗传伴不完全外显率，且存在性别差异，男性外显率高于女性。有研究提出，X连锁基因可能是性外显率较高的原因。此外，研究还发现抽动障碍存在双直系传递的频率，而且抽动障碍的遗传方式可能是多基因遗传或半显性半隐性遗传。然而，目前还没有确凿的证据支持常染色体隐性遗传或X连锁遗传。总体而言，抽动障碍被认为是由遗传因素决定的神经精神性疾病，但具体的遗传方式仍然不明确，可能涉及多个微小基因的控制。

　　抽动障碍在抽动障碍的分子遗传学研究中，已经筛查出许多可能与疾病有关的候选基因，以试图找到易感基因或致病基因。然而，由于抽动障碍的病理生理过程尚未完全了解，研究的基因可能未涉及直接的病理遗传学因素，因此，尚未鉴定出抽动障碍的主要基因。此外，通过分析DNA序列的多态性，包括单碱基转换、插入缺失等变异，来确定与抽动障碍疾病相关的候选基因位点也在持续研究中。

第二节　神经递质异常

研究发现抽动障碍发病和多个神经递质异常有关，包括中枢多巴胺、5-羟色胺和去甲肾上腺素等。这些神经递质的紊乱会导致神经功能障碍。多巴胺 D_2 受体拮抗剂可以有效减轻抽动症状，表明抽动障碍与中枢神经递质失衡有关。遗传缺陷导致多巴胺受体超敏感，突触前多巴胺释放降低，5-羟色胺和去甲肾上腺素系统参与调节以维持平衡。在遗传、发育或环境因素影响下，5-羟色胺和去甲肾上腺素无法发挥代偿功能，将出现明显的抽动障碍症状。因此，神经递质和神经内分泌功能的失调可能是引起抽动障碍患者代谢异常的潜在原因。

目前认为，多巴胺可能是抽动障碍中的主要递质，其前体物质来自食物中的酪氨酸，经过酪氨酸羟化酶和多巴脱羧酶的作用生成多巴胺。抽动障碍与脑内多巴胺代谢紊乱有关，研究发现，抽动障碍患者多巴胺代谢产物高香草酸（homovanillic acid，HVA）浓度降低与症状严重程度相关。尸解研究发现，多巴胺 D_2 受体亚型与抽动障碍发病密切相关。此外，抽动障碍还可能累及皮质运动区和其他脑力功能分区（简称脑区），但多巴胺系统功能异常可能不是抽动障碍的原发损害。

多巴胺在脑内主要存在于单胺氧化酶（monoamine oxidase，MAO）代谢系统中，生成酸代谢产物高香草酸。多巴胺通过 D_1 和 D_2 受体的结合作用，最终使大脑皮质运动区产生兴奋或去抑制，从而产生抽动症状。多巴胺系统的过度活跃和受体超敏感可能引起抽动障碍的发生，因此，抽动障碍与多巴胺的合成、释放和受体功能失调有关。

去甲肾上腺素（noradrenaline，NA）与多巴胺有相同的酪氨酸合成前体物质。在去甲肾上腺素神经元中存在多巴胺神经元所不含有的多巴胺-β-羟化酶，多巴胺在多巴胺-β-羟化酶的作用下经羟化反应生成去甲肾上腺素。中枢去甲肾上腺素主要在单胺氧化酶的作用下降解为3-甲氧基-4-羟基苯乙二醇

（MHPG）并排出体外。关于中枢去甲肾上腺素的神经通路，去甲肾上腺素的轴索起源于脑桥和延髓的网状结构，包括蓝斑、腹侧被盖区、孤束核等处的细胞，这些细胞发出的上行纤维主要终止于下丘脑。去甲肾上腺素的下行纤维投向脊髓的背角和前角，可能构成下行激活系统的一部分。抽动障碍可能与去甲肾上腺素功能失调有关，因为应激可以使抽动症状加重。另外，可乐定（clonidine）作为一种 α 肾上腺素能受体激动剂，具有刺激突触前 α 受体的作用，可反馈抑制中枢蓝斑中的去甲肾上腺素的合成与释放，从而减轻抽动症状。研究发现，抽动障碍患者的脑脊液和血浆的去甲肾上腺素代谢产物 MHPG 与对照组无明显差别，但也有研究发现部分抽动障碍病例脑脊液中 MHPG 水平高于正常值。

　　也有研究发现抽动障碍与兴奋性氨基酸有关。兴奋性氨基酸是一种内源性神经兴奋物质，广泛存在于哺乳动物的中枢神经系统中，它们参与神经通路和细胞结构的发育，并调节轴突的生长和树突的发生。过度活化兴奋性氨基酸会导致细胞损伤，这种过程被称为"兴奋毒（excitotoxicity）"。抽动障碍患者存在基因缺陷，影响与生殖行为、运动、情绪等有关的神经节和边缘系统的发育过程，在性激素的影响下，兴奋性氨基酸通过介导作用调节脑发育。抽动障碍患者在青春期受到性激素的影响，通过兴奋性氨基酸的介导，导致神经元数量不适当增加和神经元突触的过度增生，表现为不自主的抽动症状。近年来的研究发现，抽动障碍患者在脑内兴奋性氨基酸受体的供体位点存在突变，这可以解释为什么抽动障碍患者具有抽动症状的倾向。

第三节　社会心理因素

　　近年来，人们越来越重视社会心理因素与抽动障碍之间的关系。社会心理因素在抽动障碍发病中起着重要作用。社会心理因素对抽动障碍的作用机制尚不清楚，但可能通过影响化学和神经内分泌系统，增加下丘脑 – 垂体 – 肾上腺轴和脑脊液中的神经递质水平，提高运动应激性，从而引起抽动的发生。

一、精神压力因素

早期研究认为，抽动障碍是个人愿望被压抑和反抗心理的表现。有些患者遇到伤感的生活事件可突然出现抽动症状，几乎所有患者在有精神压力时抽动症状都会加重。一些心理疗法可以缓解抽动症状，因此在本病发病过程中强调精神因素的作用。

二、其他精神因素

抽动障碍与紧张症有许多相同之处，如模仿现象、刻板行为和作怪等。紧张性抽动其实是许多不清楚的阵发性、防御性抽动的总和，紧张只不过是紧张性阵发的顶峰状态。一些研究发现，精神创伤（家庭、社会）、精神压力过大（如学业压力、工作任务等）、情绪波动、劳累与兴奋（如剧烈体育活动、长时间电脑游戏或看电视等）、过度惊吓等都可能与抽动障碍的发病有关。

三、教育因素

教育因素也可能与抽动障碍的发病有关。过于严格、苛求，过度压力和要求超过实际水平的教育方式可能加重抽动症状。教师对学生的高要求、过于苛责和嘲笑等行为也可能增加抽动障碍的发生。

四、家庭环境

家庭环境也被认为是抽动障碍发生的一个重要因素。家长过于关注孩子的表现，对孩子的期望值过高，加上学校对学生的严格要求，限制了孩子的活动，使他们在一个紧张、过度刺激和恐惧的环境中，得不到温暖，情绪得不到释放，这些情况都可能导致发病。家庭教育方式偏离常态被认为是抽动障碍的诱发因素之一。一些研究还发现，超过 2/3 的家长对抽动障碍患儿采用过严厉

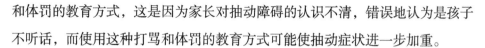

和体罚的教育方式，这是因为家长对抽动障碍的认识不清，错误地认为是孩子不听话，而使用这种打骂和体罚的教育方式可能使抽动症状进一步加重。

综上所述，抽动障碍的发病可能受到精神因素、教育因素、家庭因素等多方面影响。然而，具体的作用机制仍然需要进一步地研究。

第四节　神经免疫因素

神经免疫与抽动障碍的关系受到广大学者的关注。研究发现，抽动障碍患儿的血浆中免疫相关因子的水平与健康儿童有显著差异，表明免疫功能可能在抽动障碍的发生中起到一定作用。具体来说，抽动障碍可能与 A 组溶血性链球菌感染有关，以及与免疫细胞的功能失调有关。一些研究还发现，抽动障碍患儿的中枢神经系统中存在抗神经元抗体，这些抗体可能与运动和行为异常有关。此外，抗 A 组溶血性链球菌抗体的产生也可能引起抗神经元抗体介导的免疫损害，从而导致抽动症状的出现或加重。总的来说，神经免疫因素可能在抽动障碍的发病机制中发挥重要作用，进一步的研究仍然需要进行。美国国立卫生研究院相关学者对抽动障碍的发病机制研究了十多年，他们认为某些类型抽动障碍可能是由免疫机制引起的，而这种类型抽动障碍也被称为PANDAS。只要患者的抽动症状明显在链球菌感染时急剧加重，就应该怀疑患有 PANDAS，并在血清中检测自身抗体或特殊的淋巴细胞亚群。研究还发现，抗神经元抗体和免疫活性物质可能会导致中枢神经系统的免疫损害，从而引起抽动症状的出现或加重。这些研究结果表明，神经免疫因素在抽动障碍的发病机制中起着重要作用，但具体的作用机制仍需进一步研究来揭示。

根据研究，抽动障碍与链球菌感染有关，所以免疫细胞功能失调也可能导致抽动症状。研究使用改进的酶联免疫吸附试验方法对 40 名抽动障碍患儿进行了血清巨细胞病毒 IgM 抗体（CMV-IgM）抗体测定，并观察临床表现。结果发现，抽动障碍患儿的 CMV-IgM 阳性率为 95%，而正常儿童的阳性率为 20%，存在显著差异，故儿童罹患抽动障碍与 CMV-IgM 阳性存在相关性，且其中 14 例患儿经抗病毒治疗取得了满意的临床效果。

研究者认为，部分抽动障碍的发病与巨细胞病毒感染有关，并提出巨细胞病毒可能通过母婴传播或水平传播是致使抽动障碍具有家族倾向的原因之一。推测巨细胞病毒感染导致抽动障碍发病的病理机制与感染后诱导的自身免疫损害有关。此外，还有报道称肺炎支原体、螺旋体、幽门螺杆菌、EB 病毒、人类微小病毒 B19 和 HIV 等感染也可能诱发或加重抽动障碍。感染因素与抽动障碍之间的关系尚不清楚，可能是各种病原体通过直接攻击或交叉免疫反应引起相应的神经结构损害，从而导致抽动障碍的发生。

第五节　其他因素

抽动障碍相关的简易智力状态检查量表（mini-mental state examination, MMSE）结果及神经影像学研究发现，抽动障碍的发生与神经解剖的异常存在密切关系。MMSE 结果表明，抽动障碍患者的基底神经节存在异常，可能是抽动障碍发病的原因之一。神经影像学研究发现，抽动障碍患者的尾状核、苍白球等基底神经节结构体积较小，与病理解剖学变化相关。此外，功能神经影像学显示，抽动障碍患者的额叶、顶叶、颞叶活性增加，PET 和 SPECT 显示基底神经节和额叶皮质代谢率升高，DTI 显示基底神经节微结构异常。这些研究结果表明，抽动障碍与基底神经节和额叶等脑区发育异常有关，并且抽动障碍的行为运动异常可能与纹状体通路障碍有关。最近的研究还表明，Tourette 综合征者多巴胺能神经元活性增加，与氧化还原酶儿茶酚 -O- 甲基转移酶

（catechol-O-methyl transferase，COMT）基因的多态性有关。

　　根据研究发现，抽动障碍和孕期异常相关，这些因素包括早产、双胎、妊娠前 3 个月的严重反应、孕母因素（情绪不稳定、吸烟、饮酒、喝咖啡等）、胎儿或新生儿疾病（宫内窒息、宫内感染、脐带绕颈、新生儿低体重、新生儿缺氧缺血性脑病和颅内出血等），以上因素易导致胎儿或新生儿神经发育障碍，进一步影响抽动障碍病情的严重程度。早产、过期妊娠或低体重出生的儿童，以及出生时低体重指数儿童有脑实质病变、脑室扩大或其他脑发育异常等，这些因素在抽动障碍的发病中起到一定的作用。此外，研究还发现抽动障碍患儿中出现过早产、过期产、母亲孕期情绪不良和母亲孕期口腔感染等因素与抽动障碍的发病有明显关系。这些研究结果表明围生期及母孕期的有害因素可作为抽动障碍发病的生物学因素，会影响儿童高级中枢神经系统的发育，导致儿童抽动障碍的发生。

　　抽动障碍的神经病理学基础尚不完全清楚，但与基底神经节有关。一些研究者将基底神经节视为抽动障碍症状发生的神经病理学基础，与多巴胺能神经元受损有关。然而，关于抽动障碍的神经病理学变化的研究结果并不一致。早期的尸体解剖研究并未发现抽动障碍患者的异常，但后续的研究发现，纹状体中在含有多巴胺丰富的细胞群中存在一种异常的小纹状体区域，这种异常的细胞可能是损害的结果，也可能是抽动障碍的神经病理学基础。另外，一些研究发现抽动障碍患者脑内投射到纹状体的强啡肽样阳性纤维减少，还可能有一些病理变化发生在导水管周围灰质和中脑被盖等区域。

　　此外，有关抽动障碍的神经病理学基础的研究还指出，皮质 – 纹状体 – 丘脑 – 皮质回路可能与此疾病有关，这个环路在抽动障碍患者中可能存在异常，但关于抽动障碍的神经生物学基础仍需要进一步地研究来完全解释。

参考文献

[1] MÜLLER-VAHL K R, SZEJKO N, VERDELLEN C, et al. European clinical guidelines for Tourette syndrome and other tic disorders: summary statement. Eur Child Adolesc Psychiatry, 2022, 31 (3): 377-382.

[2] FREY J, MALATY I A. Tourette syndrome treatment updates: a review and discussion of the current and upcoming literature. Curr Neurol Neurosci Rep, 2022, 22 (2): 123-142.

[3] XU W, ZHANG C, DEEB W, et al. Deep brain stimulation for Tourette's syndrome. Transl Neurodegener, 2020, 9: 4.

[4] HARTMANN A, WORBE Y. Tourette syndrome: clinical spectrum, mechanisms and personalized treatments. Curr Opin Neurol, 2018, 31 (4): 504-509.

[5] CAVANNA A E, SERI S. Tourette's syndrome. BMJ, 2013, 347: f4964.

[6] HSU C J, WONG L C, LEE W T. Immunological dysfunction in tourette syndrome and related disorders. Int J Mol Sci, 2021, 22 (2): 853.

[7] SZEJKO N, ROBINSON S, HARTMANN A, et al. European clinical guidelines for Tourette syndrome and other tic disorders-version 2.0. Part I: assessment. Eur Child Adolesc Psychiatry, 2022, 31 (3): 383-402.

[8] BILLNITZER A, JANKOVIC J. Current management of Tics and Tourette syndrome: behavioral, pharmacologic, and surgical treatments. Neurotherapeutics, 2020, 17 (4): 1681-1693.

[9] SET K K, WARNER J N. Tourette syndrome in children: An update. Curr Probl Pediatr Adolesc Health Care, 2021, 51 (7): 101032.

[10] JOHNSON K A, WORBE Y, FOOTE K D, et al. Tourette syndrome: clinical features, pathophysiology, and treatment. Lancet Neurol, 2023, 22 (2): 147-158.

[11] HALLETT M. Tourette Syndrome: Update. Brain Dev, 2015, 37 (7): 651-655.

第三章

抽动障碍的临床表现及病情严重程度评估

抽动障碍的临床表现是多样性的，根据抽动的部位不同，抽动被分为运动性抽动和发声性抽动。根据抽动复杂程度，分为简单性抽动和复杂性抽动。不同类型的抽动可以单独出现或组合出现，也可以共存或续贯出现。本病呈慢性病程，病情时好时坏，有周期性缓解和复发的特点。

第一节　起病年龄和性别差异

抽动障碍大多在 18 周岁之前出现，平均起病年龄约 5 周岁，以 4 ～ 8 周岁最多见，但据报道，有超过 40% 患儿发生在较低年龄，有研究报道，起病最小年龄为 10 ～ 11 月龄。在 TD 及其各种亚型中，男童较女童多见，男女之比为（3∶1）～（4.3∶1），有学者认为其与男女童个性特征有关，男孩主要以外化行为为主，而女孩多表现为内化行为，使得男孩患病症状易被察觉，诊断率较高。但在成人抽动障碍患者中，这种男性优势不明显。

大多数患者抽动障碍最严重时发生在 8 ～ 12 岁。基于临床和人群为基础的研究表明，高达 80% 的人在 10 岁之前有抽动障碍表现，这种症状在青春期显著减少。尽管许多成年人仍有轻微的抽动，但约 75% 的抽动障碍患者在成年后病情减轻，甚至消失。

就抽动障碍本身而言，复杂性抽动通常比单纯性抽动出现得晚，发声性抽动常比运动性抽动晚 1 ～ 2 年出现。但是有些患者先出现发声性抽动，平均发病年龄为 11 岁。而抽动秽语综合征的起病年龄通常又比简单发声性抽动要晚，平均起病年龄为 13 ～ 14.5 岁，并且病程中约 1/3 的患者抽动秽语综合征可以自然消失。

第二节　抽动症状的分类

　　抽动障碍是儿科疾病，好发于儿童和青少年，少见于成人，该病抽动症状通常从面部开始（其原因被认为源于面部负责表达各种内心情感的表情活动，且面部肌肉本身的运动又有种种互异的变化），逐渐发展到头、颈、肩部肌肉，而后波及躯干及上肢、下肢。不同肌群受累频率有一个从上而下的顺序，即抽动通常是从面上部（眨眼等）开始，接下来是面下部（歪嘴等）及颈、肩部抽动，然后是躯干及下肢抽动。表现形式也由简单抽动发展为复杂抽动，表现类型由单一的运动性抽动或发声性抽动发展到两种抽动类型同时存在。约 30% 出现秽语症（coprolalia）或亵渎行为。有的患者可能每天都有抽动发生，少数患者的抽动可以暂时或长期自然缓解，也可以因某些诱因而使抽动症状加重或减轻。抽动症状的频度和强度在病程中时好时坏，起伏波动，新的症状可代替旧的症状，或在原有症状基础上，又出现某种新的症状，并且在病程中可出现新的抽动形式，但通常是在特定时间段内表现为某种特定的刻板印象。

　　简单暂时性抽动在儿童时期相当常见，在不同的研究中占比为 11% ～ 20%。通常把于 18 岁以后起病的抽动障碍称为晚发性抽动障碍或成人抽动障碍（adult tic disorders）。抽动大多是非自愿的、不受控制的，但在较大年龄儿童中，抽动也可以暂时受意志控制，然而，抽动被抑制可能导致抽动的积累，令其非常难受，随着抽动最终完成，会有一种轻松的感觉。有时在病程较长的大

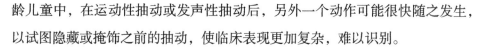

龄儿童中，在运动性抽动或发声性抽动后，另外一个动作可能很快随之发生，以试图隐藏或掩饰之前的抽动，使临床表现更加复杂，难以识别。

　　抽动障碍的儿童并发神经精神疾病的可能性较高，有研究对23种不同的神经和精神疾病的共同遗传因素分析表明，抽动障碍中的多基因遗传因素与OCD和ADHD有很多共同点，这一发现与主流医学的观点一致。抽动通常不是抽动障碍儿童最持久或最严重的问题，其他共存的神经精神疾病往往比抽动本身更容易造成损害。共患ADHD症状可能对社交、学业和行为功能产生不良影响，并可能对生活质量和整个心理等产生负面影响。Carter等人发现，患有ADHD和抽动障碍的儿童与仅患有抽动障碍的儿童相比有更多的行为问题和较差的社会适应能力。此外，还推测抽动障碍患者的ADHD与其他神经精神疾病的发病率有关，如OCD、焦虑症、愤怒控制障碍、情绪障碍和人格障碍。Eu等研究数据显示，患有中到重度抽动障碍的儿童比轻度抽动障碍的儿童有更多共同发生的神经精神障碍，尽管这些差异在统计学上并不显著。儿童期某些类型的抽动与是否可预测成年期的抽动或共患病的报道有些矛盾，最近的研究表明，儿童期的抽动、OCD和ADHD的严重程度与成年早期抽动症状评分高、OCD或ADHD的诊断有关。

　　临床经验表明，大多数抽动的人并不知道他们所患有的抽动，最典型的轻微的简单运动性抽动（如眼球抽动）可能不会引起患者的注意。这种轻微抽动可与其他运动障碍相鉴别，主要发生于睡眠中，然而睡眠时的抽动比清醒时的抽动要少得多。多导睡眠标记研究表明，抽动儿童睡眠效率较低，觉醒水平升高，同时伴有ADHD的抽动儿童还表现为快速眼动睡眠增加。因此，尽管存在轻微抽动的录像，但一些报道称他们是"无抽动"。在前期的研究中，对临床转诊的抽动障碍患儿进行前瞻性访谈（$n=123$），65%的患儿同时伴有睡眠障碍，常见的睡眠障碍和睡眠问题包括失眠及其他睡眠异常，如夜惊和梦游，还有睡眠时的不自主动作等。

一、感觉性抽动（前驱症状／先兆症状）

近年来，观察到许多抽动障碍患者于运动性抽动或发声性抽动之前自诉身体局部有不适感，在行为层面上，这种感觉可能代表了对厌恶的外部条件反应刺激，如遭遇批评、攻击或排斥。在抽动的过程中，可能与那些消极的情绪有关。患者描述的不适感包括压迫感、紧绷感、烧灼感、痒感、热感、冷感、痛感或其他异样感。这种在运动性抽动或发声性抽动之前出现的身体局部不适感被称为感觉性抽动（sensory tics），被认为是前驱症状（先兆症状），是抽动症状必然要经历的一个体征。其主要发生在面部、颈部、肩膀、手臂或手指。感觉性抽动也可以是一种非局限性、无特征性感觉，如一种冲动、焦虑、愤怒或其他精神感觉。感觉性抽动于运动性抽动或发声性抽动之前出现，抽动障碍患者常通过产生运动性抽动或发声性抽动以试图对局部不适感获得缓解，为了减轻受累躯体部位的不适感出现运动性抽动，为了减轻咽喉部不适感出现发声性抽动，当运动性抽动或发声性抽动发作后，这种先兆症状很快消失，特别是年龄较大的儿童。8～10 岁以下的儿童通常对这些感官冲动完全没有意识，这种意识会随着年龄的增长而增强。肩胛部、喉咙、手、腹中线、大腿和脚的前部是感受这些先兆性抽动的主要部位。先兆性抽动的感受有时候比抽动本身更难控制，特别是那些能够抑制抽动、分散注意力却无法抑制抽动的患者。40%～55% 的抽动障碍患者于运动性抽动或发声性抽动之前表现有感觉性抽动症状。YiGu 等调查了 252 例患者，结果发现有 176 例（69.8%）抽动障碍患者表现有感觉性抽动，同时采用 Spearman 对先兆性抽动与抽动障碍严重程度之间的相关性进行分析，结果显示先兆性抽动与运动性抽动（尤其是运动性抽动的强度和复杂性）有关，但与发声性抽动无关。推测可能与样本量少及纳入症状严重程度（轻 - 中度）有关，如果有更严重的病例加入研究其结果会有更好的体现。先兆症状的严重程度被认为是抽动症状的预测因子，并构建出相应的线性分析。Maria 等人研究证明，先兆冲动可以预测近 30% 的抽动严重程度的变化，这一发现为使用先兆冲动作为控制和最终消除抽动工具的重要性提供了证据。例如，习惯逆转疗法是一种主动的抽动控制形式，训练者要注意先兆冲动以防止相应的抽动表达，从而加强习得的内感受性冲动信号和抑制性运动命令之间的联系。早期意识到自己先兆冲动的患者能够更有效地抑制他们的抽动。抽动障碍的核心缺陷可能不仅仅是过度活跃地抽动产生者，而是表现为对真正意志和先兆冲动的知觉区分的发育迟缓。研究表明，即使在控制年龄的情况下，先兆冲动也是抽动严重程度的重要预测因素，这意味着尽管先兆冲动更多见于年龄较大的儿童，并且表现出更严重的抽动，但年幼儿童的抽动严重程度也与他们感知到的先兆冲动有关。年龄可能对抽动严重程度的预测价值有限，因此必须强调训练年轻患者认识并口头承认他们先兆冲动的重要性，以更有效地抑制他们的抽动。虽然已经确定，先兆冲动先于所有年龄段的抽动表达，但通常只研究了它们与 10 岁后抽动表达和抑制的关系。这可能是由于方法上的限制（如样本年龄和获取途径）或认知上的限制，这些限制被认为会影响幼儿识别和口头表达自己感受的能力。

先兆冲动可通过非药物干预降低抽动的严重程度，但常常被误诊或漏诊。Brandt 等人对 291 例抽动障碍患者进行了一项研究证实，先兆冲动往往发生在即将发生抽动的身体部位，和抽动一样最常发生在脸部和头部。刘智胜等人曾对 39 例抽动障碍患儿进行了调查，结果有 21 例（54%）于运动性抽动或发声性抽动之前表现有感觉性抽动，包括嗓子痒、眼部不适、脖子痒、脖子痛、头晕、头痛、胸闷、感觉有东西压着肩膀、阴茎发麻和不能具体说出的不适感等，其中以嗓子痒比较常见，占 26%。

来自实验研究和流行病学发展研究均提示，先兆感觉通常发生在抽动首次发作后几年，这导致了一种提议，即冲动可能是（身体）自我意识增强的结果，包括抽动的意识，因此更有可能是对抽动的适应，而不是直接导致抽动执行。大多数抽动障碍患儿智力正常，一般都自知有病。

二、抽动的首发症状

几乎所有的身体肌肉都可能参与抽动，抽动的表现是多样性的。抽动障碍的首发症状表现为运动性抽动或发声性抽动，可先后出现或同时出现，通常以眼部、面部或头部的抽动作为首发症状，如眨眼、歪嘴动作或摇头等，而后逐步向颈、肩、躯干、上肢和下肢发展，可从简单运动性抽动发展为复杂运动性抽动。研究表明以眼部抽动为首发症状者占38%～59%，所以眨眼被认为是抽动障碍最常见的首发症状。Eu等对119例抽动障碍患儿进行了临床分析研究，也发现眨眼是最常见的症状，半数以上的抽动障碍患者存在这一症状（50.4%），其次是下颌或嘴唇活动（29.4%）、清咽动作（29.4%）、转头或点头（28.6%）、翻白眼（26.9%），还有经常观察到的手臂运动（26.9%）。需要特别提到的是，如果以干咳作为首发症状者应注意与呼吸系统疾病相鉴别，如果干咳在短时间内能够受意志控制和（或）在应激条件下加剧，而在睡眠时干咳消失，则要考虑这种干咳症状是抽动障碍的发声性抽动表现，应注意追踪随访，观察有无合并其他部位的运动性抽动或发声性抽动发生。

三、运动性抽动

本病临床特征为突然地、快速地、无目的、不自主地、重复的肌肉抽动。运动性抽动根据涉及肌群范围、特征性及严重性分为简单运动性抽动和复杂运动性抽动，症状表现为开始较轻，以后逐渐加重，累及部位可以沿头面部－颈部－肩部－上肢－躯干－下肢的顺序发展，部位可为单个部位抽动或多个部位抽动。简单运动性抽动为突然发生的、短暂、重复无目的动作，通常是一个或几个较小的肌群受累，其与复杂运动性抽动有时难于区别，但"突然的"特点是可以识别的。复杂运动性抽动较慢，似有目的性，包括多组肌群受累，并可持续较长时间。

在简单运动性抽动中，以面部抽动多见，表现为眨眼、斜视、翻白眼、睁大眼睛（不动眉毛）、皱眉、提眉、张口、拉嘴角、伸舌、噘嘴、歪嘴、嘴唇动作、皱鼻子或隆鼻子、鼓起脸颊、下颌运动、做鬼脸、牙齿打颤等；头颈肩部抽动以点头、仰头、摇头、转头、斜颈、耸肩等为主要表现；躯干抽动以挺胸、收腹、扭腰等为主要表现；上肢抽动以搓手、握拳、甩手、举臂、伸展或内旋手臂等为主要表现；下肢抽动以踢腿、伸腿、抖腿、踮脚、蹬足、伸膝、屈膝、伸髋、屈髋等为主要表现。抽动发生的部位、频率与相应大脑皮层运动功能代表区的范围及与病程长短有关。

抽动障碍患者通常表现出多样化的复杂运动性抽动，通常认为是源于某些肌群不自主抽动（简单运动性抽动）与主观掩饰之间交织的结果，从而出现较为复杂、陌生、古怪的动作，如冲动性触摸东西、拨弄（挑）衣服、旋扭手指、拍手、抓挠、用手指敲击、用拳击胸、四肢甩动、刺戳动作、下颌触膝、踩脚、跳跃、踢腿、蹲下、靠膝、跪姿、走路转圈、吞咽空气、模仿动作（无目的的模仿他人动作）、秽亵行为（做出猥亵的手势，如竖中指、躯干或骨盆的不雅动作、握住裤裆等），还有（自我行为）罕见的动作（重复自己的动作等），被认为是为了克服或掩饰所表现的简单运动性抽动症状。由于这些所谓掩饰动作与不自主抽动动作的交织，使抽动症状显得复杂多样，且后期会逐渐表现得更为明显和严重。

无论是简单运动性抽动或复杂运动性抽动，一般都不影响日常生活，如不会因噘嘴的动作影响吃饭、不会因甩手的动作影响写字。

四、发声性抽动

发声性抽动（vocal tics）通常出现较晚，大部分患者是先出现运动性抽动，之后才出现发声性抽动，也有部分病例是运动性抽动和发声性抽动同时起病。发声性抽动是指通过声带、嘴巴或鼻子的气流所产生的声音，分为简单发声性抽动和复杂发声性抽动。前者常表现为反复发出似动物的叫声、哼声、清嗓声、吸鼻、吐痰声、咳嗽声等；后者常表现为反复发出无意义的语言，包括秽语、模仿言语及重复言语。

发声性抽动容易出现在讲不常用的词语之前，如逻辑类、否定类字词及带有强烈情绪的恶意言辞等，约 1/3 的抽动障碍患者由于不自信或紧张，常以特殊方式变换表达的字词，呈现单调、生硬语气或词语碎片；结果正常语言顺序混乱，表现为断断续续、词语颠倒或突然听不到的耳语声，甚至有时仅能观察到患者表达的动作，听不到声音，因此，患者唯恐表达不清而产生了重复语言，这种被认为与紧张时复杂的膈肌、腹肌急速地抽动和收缩有关。

简单发声性抽动的终身患病率处于较高水平。单纯发声性抽动的患者比单纯运动性抽动或运动性抽动和发声性抽动并存的患者诊断时间相对较长。清嗓子、吸鼻子、咳嗽和呼噜是最常见的发声性抽动类型，但发声性抽动患者经常被误诊为普通儿科疾病，如感冒、哮喘或过敏，这些可能导致诊断延迟。

第三节 抽动障碍严重程度的影响因素

一、加重抽动的因素

对抽动障碍患儿来讲，有多种因素可诱发抽动加重或复发，Silva 等对 14 名儿童和家庭进行调查，以确定 29 种不同的因素对抽动的影响，在所研究的 29 个因素中，最常见的导致抽动症状加重的因素是烦躁、焦虑、看电视、社交聚会、疲劳、孤独、看医生、去安静的地方。O'Connor 等人研究中，参与者坚持写了 10 天的日记，记录了抽动的频率、抽动的严重程度，以及抽动时最有可能发生的情况，结果显示加重抽动的最常见行为是社交、变迁（如在各种任命间调动）、等待（如排队等候、预期测试结果）、被动参加活动（如看电视）和脑力工作（如撰写报告）。一些小的研究也在实验上证明抽动的发生会受到自然环境中的影响，如 Watson 和 Sterling 证明，孩子的发声性抽动在餐桌上发生的频率更高，尤其当父母在患儿抽动之后给予特别注意的时候。

当面临紧张的生活事件时，抽动症状会有加重的倾向，这一现象在临床实践中经常被观察到，被认为是抽动障碍的应激敏感性（stress sensitivity），是一种可识别的精神压力。抽动症状对焦虑刺激、失望或创伤事件极度敏感，并且会因为心理上的或生理上的刺激事件（如疲劳、激动、感染、医疗过程和应用兴奋剂、暴露在高温下等）而加重。如新学期开始，家长们经常反映说孩子放学后的抽动症状非常剧烈，如在回家路上的车里，会有暴发性的"释放"抽动，这可能与在学校意识或潜意识压抑有关。尽管强有力的证据表明，抽动是由神经生物学功能障碍引起的，但也有新的证据表明，抽动在形式、频率和强度上都会随着环境的变化而波动。近年来，有研究表明儿童受家庭的影响，抽动成为心理应激的表现之一。亲密度和情感表达低、矛盾性高的家庭成员缺乏相互帮助和支持，易发生猜疑、冲突，家庭气氛容易紧张，使患儿感到孤独和害怕。有研究表明，在儿童行为问题的影响因素中，家庭冲突和情感交流较少是主要因素。不良的家庭环境可能会对抽动障碍的发病和病情产生一定影响，需从多方面加以改善。饮食因素调查中，有研究者发现抽动程度较重的患儿多嗜食或饮用含有咖啡因的食物，如巧克力、咖啡、碳酸饮料等，该类食物摄入后，刺激患儿过度活跃的多巴胺系统，产生更多的多巴胺，因此可加重抽动症状。此外，食用膨化食品也可能是导致抽动症状加重的因素，推测原因可能与膨化食品在生产过程中加入含有铝的膨松剂有关，长期食用铝含量过高的膨化食品，会干扰人的思维、意识与记忆功能，引起神经系统病变。有研究发现多巴胺药物和中枢神经系统兴奋剂，包括安非他明、哌甲酯和可卡因，可能加剧抽动症状。

有证据研究表明，变态反应疾病与抽动障碍之间存在显著的相关性，尤其变应性鼻炎患儿的数量在抽动障碍患者中明显增多。数据分析显示，IgE 水平

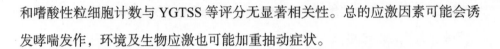

和嗜酸性粒细胞计数与 YGTSS 等评分无显著相关性。总的应激因素可能会诱发哮喘发作，环境及生物应激也可能加重抽动症状。

二、减轻抽动的因素

有多种因素可以使抽动障碍患儿的抽动症状减轻，其中以注意力集中、放松、情绪稳定、睡眠等比较常见。抽动障碍患儿完全专心于某一件事情时，尤其是那些精细运动，如跳舞或体育活动，通常也是减轻抽动症状的因素。看电视、弹钢琴、读喜欢的书籍时，抽动常会暂时消失，或抽动频度及强度会出现缓和。患者生活的变化也可能影响抽动症状，如周末、假期时抽动症状会减轻；还有一些患者抽动症状呈现季节性波动，如夏季症状会有所减轻或消失，秋冬季节或春季伊始时症状会加重。抽动症状可在意志控制下短时间内暂停发作。部分病例在特定的条件或场合会有暂时或长期自然缓解，短则 1 周左右，长则达数月之久。另外，每位抽动障碍患儿的个体差异很大，也有可能同一位抽动障碍患儿，在不同时间点对于同一外在因素会有完全相反的抽动程度改变。

既往认为抽动在睡眠时会消失，近年来的研究表明睡眠时有部分患者抽动症状不消失，只是不同程度的减轻而已，这可能与睡眠时 γ- 氨基丁酸的代谢水平改变有关。

第四节　共患病与抽动严重程度的关联

抽动障碍的预后一般较好，约 90% 的患儿在进入青春期后抽动症状会自发得到缓解。抽动障碍通常与精神、行为和发育等方面的合并症有关，以前的研究表明，80%～90% 的抽动障碍患者还表现出其他并发的神经精神症状，轻度患儿常表现为烦躁易怒、易激惹、敏感多疑；重度患儿则具体表现为 ADHD、OCD、抑郁症、焦虑症、情绪障碍、学习困难、睡眠障碍、自伤行为、攻击行为、品行障碍等。有报道指出，50% ～ 90% 的抽动障碍患者存在不同程度的一种或几种精神和（或）行为问题，其中 ADHD 是所有共患病中患病率最高的一种，约 55% 的抽动障碍患者同时合并该病，约 1/3 患儿合并 OCD。衣明纪等人纳入的 2002 例患者研究中 TTD 组有 19.1%、CTD 组有 63.9%、TS 组有 74.2% 的患儿存在共患病问题，且 3 个 TD 亚型均表现出 ADHD 为患病率最高的共患病，其中 TTD 组 ADHD 患病率为 14.6%，CTD 组为 51.4%，TS 组高达 58.0%，与国外文献报道基本一致。

研究证实，基底神经节病变可能是引发 TS、OCD、ADHD 这 3 种疾病的共同原因。一系列脑影像学研究发现，TS、ADHD、OCD 这 3 者均存在 CSTC 回路异常的情况，提示对 CSTC 回路的任一结构发生干扰破坏时，可能都会产生相应的行为问题，如冲动、多动、强迫及抽动。衣明纪等人研究结果显示，TS 组有 22.3%、CTD 组有 13.8% 的患儿同时合并包括 ADHD 在内的 3 种及以上共患病，复杂的共患病现象加大了 TD 的治疗难度，同时加重了患儿社会功能的损害程度，影响了预后。

O'Hare 等人指出，抽动障碍和共患病的神经精神疾病的儿童，往往整体生活质量低，功能障碍更严重。考虑到相关的精神病症对患者健康的影响，早期诊断可以进行及时的干预，以改善生活质量、帮助提高社会技能等。

第五节　抽动障碍病情严重程度的评估

朱焱等研究表明，抽动障碍严重程度与患儿的社交、思维、注意力、违纪行为、攻击性、外向性等行为问题总分呈正相关，提示抽动障碍严重程度是患儿发生行为问题的危险因素。Chang 等报道，违抗行为、思维障碍、注意障碍、易激惹和外向性问题与抽动障碍严重程度有明显相关性，因此，各种抽动类型之间病情严重度及预后相差很大，但又有连续性，不能绝对地划分。根据抽动障碍的性质及其异质性表现，以及病情起伏过程复杂，需要一些实用可靠的评估量表，用来评估儿童抽动障碍的严重程度，了解抽动障碍对患者生活、学习、工作、社交活动等方面的影响情况，从而判定治疗手段及推测预后。

根据临床观察，抽动障碍病情的严重程度可分为轻度、中度及重度。轻度（轻症）是指抽动症状轻，不影响患儿学习、生活或社交活动等；中度是指抽动症状较重，但对患儿学习、生活或社交活动等影响较小；重度（重症）是指抽动症状重，并明显影响患儿生活、学习或社交活动等。

虽然抽动障碍的大多临床表现是显而易见的，但要客观地评定它们是有一定困难的：第一，抽动随时都有变化，要想评估抽动的严重程度必须考量多重变量，如抽动的类型、频率、强度、复杂性、分布（部位）等。第二，抽动可自发地缓解或减轻。第三，患者能够用意志控制抽动症状数分钟至数小时。情境刺激也能够改变抽动的表达，所以当患者与陌生人或医生在一起，以及在学校或工作场所，抽动会有所减少，而在家里或者感到焦虑时，抽动会有所增多，甚至在医生办公室里，当医生离开时，抽动也会有所增多。因此，在评估抽动时，建议使用多个信息源的数据，并结合直接观察（在家里和学校/工作环境中）到的信息、历史信息，如果可以的话，收集视频数据，尤其是抽动发作时或出现其他潜在功能的恶化。一般来说，特别是那些在会诊期间没有表现出任何抽动的患者，录像对诊断非常有帮助。此外，诸如 TicTimer 这样的移动应用程序有助于以更加客观和可比的方式去评估抽动。

对抽动严重程度进行评估时，评估者的身份是多样的，有自我评定、父母评定、老师评定和医生评定等，评估者对同一患者的评估结果也是有差异的。

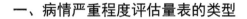

一、病情严重程度评估量表的类型

由于抽动障碍的病情相对比较复杂，因此要获得一个简明、准确和全面的量表用于疾病病情的评估是有一定困难的。制定抽动障碍评估量表的方法应包括病史资料的利用及临床直接观察。

由临床医生完成的症状严重程度评估量表是根据医生在临床访问时的直接观察或者从患者及其家属那里所获得的资料制定的，是基于患者病史和对患者的客观评定两个方面的临床资料所制定出的量表，已经被广泛应用于临床实践中。由于多方面的信息被利用，所以这种类型的评定量表是比较好的评估方式。有效的临床评定量表应包括抽动的各个方面，即抽动的部位、频率、强度、复杂性、加重或缓解因素，以及对社会的影响和危害等。这方面的资料来自患者及其家属的描述。为了得到可靠的资料，接诊医生应该能够将所描述的情况和有关例子与量表的每一点相对应结合。常用的抽动障碍评定量表中的内容必须包括病史资料和临床观察到的情况，临床应用较多的有以下几种量表：Tourette 综合征严重程度量表（Tourette syndrome severity scale，TSSS）、Tourette 综合征综合量表（Tourette syndrome global scale，TSGS）、耶鲁综合抽动严重程度量表（Yale global tic severity scale，YGTSS）和 Hopkins 抽动量表（Hopkins motor and vocal tic scale，HMVTS）等。客观评定大多在临床或医院中进行，在家里或学校里也可以试用。为了增加评估结果的效度，应该不告知患者他（她）正在被观察。

二、主要评定量表简介

1. YGTSS

由美国耶鲁大学 Leckman 等（1989 年）编制，用于评估当前 1 周抽动的严重程度和损伤，是一个半结构化的临床访谈量表，需要训练有素地采访者。YGTSS 被国际指南强烈推荐，因为它具有稳定的因子结构及很好的信度和效度，被认为是评估儿童和成人抽动严重程度的黄金标准。该量表由 3 个部分组成：第一部分为关于运动性抽动和发声性抽动的问诊条目，包括了运动性抽动和发声性抽动的主要累及部位和发作方式，便于医生以此为线索系统询问和记录抽动的形式和类型；第二部分是抽动的数量、频度、强度、复杂性和干扰这 5 个维度的评定计分表，该量表制定了各自的分级评分标准，分别依据患儿运动性抽动和（或）发声性抽动在上述 5 个维度的严重程度分为 0 ～ 5 级评分，运动性抽动和发声性抽动各自的计分最高可达 25 分，二者相加所得的抽动障碍计分最高为 50 分，分数越高抽动程度越严重；第三部分是整体损害量表，该量表也分为 0 ～ 5 级评分，总分也是 50 分，反映患者因抽动症状承受的各种压力导致的整体残障程度，综合患儿在自尊心、家庭生活、社会关系、在学校或工作中的表现等方面出现的与抽动伴随的困难程度加以计分。

使用 YGTSS 要求评定者具有抽动症状评估的临床经验。该量表基本的信息来源是患儿和其他知情者，如父母或其他监护人，但医生也可将自己的观察作为依据，以问诊条目为线索，分别记录运动性抽动和发声性抽动的所有表现形式。此后分别就运动性抽动和发声性抽动逐一询问其数量、频度、强度、复杂性和干扰 5 个维度上的严重程度，并根据评分标准加以计分。最后综合患儿的适应能力、自知力、挫折感的程度等评估整体损害情况并做出评分，该整体积分可单独罗列，也可并入总积分，成为满分为 100 分的完整积分。

抽动严重程度判断：< 25 分属轻度；25 ～ 50 分属中度；> 50 分属重度。以治疗前后量表评分的减分率作为疗效评定的标准，减分率 =［（治疗前量表评分 – 治疗后量表评分）/ 治疗前量表评分］× 100%。减分率 > 60% 为显效；减分率在 30% ～ 60% 为好转；减分率 < 30% 为无效。使用组内相关系数（intra-class correlation coefficient，ICC）来衡量评分者之间评分结果的一致性。ICC 值的范围是 0 ～ 1，值越接近 1 表示评分者之间的一致性越高。量表信度

（这是指量表测量结果的一致性或稳定性，信度高意味着不同的评分者或在不同时间使用同一量表得到的结果相似）：运动性抽动 0.78、发声性抽动 0.91、总损害 0.80、总严重程度分 0.85。量表效度（这是指量表测量结果的准确性和真实性，效度高意味着量表能够真实地反映它所要测量的特质）：与临床就诊抽动样本的相关为运动性抽动 0.86、发声性抽动 0.91、总严重程度分 0.62，因子分析提取运动和发声 2 个因子，信度和效度好。

目前国内外应用都很普遍，它与其他量表相比，一个重要特点是它的总（运动＋语音）抽动严重程度子评分可以识别有临床意义的抽动。

2. TSGS

TSGS 是一个评估抽动障碍症状和社会功能的多维量表，评估时间需要 15 ～ 20 分钟。该量表由 8 个单维量表组成，其中抽动方面主要包括 4 个单维量表：①简单运动性抽动；②复杂运动性抽动；③简单发声性抽动；④复杂发声性抽动。每个单维量表用于评估抽动的频度（分 0 ～ 5 级）和干扰的程度（分 1 ～ 5 级），其频度分和干扰分是多样的，最后要合计成一个总分。社会功能方面主要包括 4 个单维量表：①行为问题；②运动不宁（motor restlessness）；③学习问题；④工作问题。社会维度由 0（无损害）～ 25（严重损害）个连续等级分组成。抽动和社会功能评估分最后通过数学公式转换成一个总分。临床应用的主要优点：联合评估抽动共患病的行为特点和功能。缺点：管理时间较长、不评估复杂性或分布，内部一致性和发散效度没有被评估过。

3. 临床整体印象严重程度量表

临床整体印象严重程度量表（clinical global impression-severity scale，CGI-S）（1976）是由耶鲁大学制定的，用于评估抽动障碍症状学对于日常功能的影响。CGI-S 集中于评估抽动障碍、强迫障碍和注意缺陷多动障碍，可评估出总体不利影响，评估时间较短，约 2 分钟，简单易行，局限性就是不评估个体维度。

参考文献

[1] HIRSCHTRITT M E, LEE P C, PAULS D L, et al. Lifetime prevalence, age of risk, and genetic, relationships of comorbid psychiatric disorders in Tourette syndrome. JAMA Psychiat, 2015, 72（4）: 325-333.

[2] CENTERS FOR DISEASE CONTROL AND PREVENTION（CDC）. Prevalence of diagnosed Tourette syndrome in persons aged 6-17 years-United, 2007. MMWR Morb Mortal Wkly Rep, 2009, 58（21）: 581-585.

[3] APTER A, PAULS D L, BLEICH A, et al. An epidemiologic study of Gilles de la Tourette's syndrome in Israel. Arch Gen Psychiatry, 1993, 50（9）: 734-738.

[4] ROBERTSON M M. The prevalence and epidemiology of gilles de la Tourette syndrome. Part 1: the epidemiological and prevalence studies. J Psychosom Res, 2008, 65（5）: 461-472.

[5] LUO F, LECKMAN J F, KATSOVICH L, et al. Prospective longitudinal study of children with tic disorders and/or obsessive-compulsive disorder: relationship of symptom exacerbations to newly acquired streptococcal infections. Pediatrics, 2004, 113（6）: e578-e585.

[6] LECKMAN J F, ZHANG H, VITALE A, et al. Course of tic severity in Tourette syndrome: the first two decades. Pediatrics, 1998, 102（1Pt1）: 14-19.

[7] SZEJKO N, ROBINSON S, HARTMANN A, et al. European clinical guidelines for Tourette syndrome and other tic disorders-version 2.0. Part I: assessment. European Child Adolescent Psychiatry, 2022, 31（3）: 383-402.

[8] ROBERTSON M M. A personal 35 year perspective on gilles de la tourette syndrome: prevalence, phenomenology, comorbidities, and coexistent psychopathologies. Lancet Psychiatry, 2015, 2（1）: 68-87.

[9] BLOCH M H. Clinical course and adult outcome in Tourette syndrome. England : Oxford University Press, 2013.

[10] SINGER H S. Tics and Tourette syndrome. Continuum（Minneap Minn）, 2019, 25（4）: 936-958.

[11] CUBO E, GABRIEL Y GALÁN J M, VILLAVERDE V A, et al. Prevalence of tics in schoolchildren in central Spain: a population-based study. Pediatr Neurol, 2011, 45 (2): 100-108.

[12] KURLAN R, MCDERMOTT M P, DEELEY C, et al. Prevalence of tics in schoolchildren and association with placement in special education. Neurology, 2001, 57 (8): 1383-1388.

[13] LINAZASORO G, VAN BLERCOM N, DE ZÁRATE C O. Prevalence of tic disorder in two schools in the Basque country: results and methodological caveats. Mov Disord, 2006, 21 (12): 2106-2109.

[14] LECKMAN J F. Tourette's syndrome. Lancet, 2002, 360 (9345): 1577-1586.

[15] BRAINSTORM CONSORTIUM, ANTTILA V, BULIK-SULLIVAN B, et al. Analysis of shared heritability in common disorders of the brain. Science, 2018, 360 (6395): eaap8757.

[16] CARTER A S, O'DONNELL D A, SCHULTZ R T, et al. Social and emotional adjustment in children affected with Gilles de la Tourette's syndrome: associations with ADHD and family functioning. Attention deficit hyperactivity disorder. J Child Psychol Psychiatry, 2000, 41 (2): 215-223.

[17] PARK E G, KIM Y H. Clinical features and neuropsychiatric comorbidities in pediatric patients with tic disorders: a retrospective chart review study from South Korea. BMC Psychiatry, 2021, 21 (1): 14.

[18] GHOSH D, RAJAN P V, DAS D, et al. Sleep disorders in children with Tourette syndrome. Pediatr Neurol, 2014, 51 (1): 31-35.

[19] GU Y, LI Y, CUI Y. Correlation between premonitory urges and tic symptoms in a Chinese population with tic disorders. Pediatr Investig, 2020, 4 (2): 86-90.

[20] KYRIAZI M, KALYVA E, VARGIAMI E, et al. Premonitory urges and their link with tic severity in children and adolescents with tic disorders. Front Psychiatry, 2019, 10: 569.

[21] BRANDT V, ESSING J, JAKUBOVSKI E, et al. Premonitory urge and tic severity,

comorbidities，and quality of life in chronic tic disorders. Mov Disord Clin Pract，2023，10（6）：922-932.

[22] SILVA R R, MUNOZ D M, BARICKMAN J, et al. Environmental factors and related fluctuation of symptoms in children and adolescents with Tourette's disorder. J Child Psychol Psychiatry，1995，36（2）：305-312.

[23] O'CONNOR K, BRISEBOIS H, BRAULT M, et al. Behavioral activity associated with onset in chronic tic and habit disorder. Behav Res Ther，2003，41（2）：241-249.

[24] WATSON T S, STERLING H E. Brief functional analysis and treatment of a vocal tic. Journal of Applied Behavior Analysis，1998，31（3）：471-474.

[25] 石乔，曹建伟，黄颖，等.抽动障碍患儿的临床特点及家庭功能、家庭关系、家庭教育方式现状.中国医学创新，2023，20（11）：160-164.

[26] 卫利.儿童抽动障碍严重程度的相关因素分析.昆明：中华中医药学会儿科分会第三十一次学术大会，2014.

[27] YUCE M, GUNER S N, KARABEKIROGLU K, et al. Association of Tourette syndrome and obsessive compulsive disorder with allergic diseases in children and adolescents：a preliminary study. European Review for Medical and Pharmacological Sciences，2014，18（3）：303-310.

[28] 衣明纪，马遥，刘秀梅，等.儿童抽动障碍的诊断与评估：单中心10年回顾性研究.中华诊断学电子杂志，2013，1（1）：25-31.

[29] GRABLI D, MCCAIRN K, HIRSCH E C, et al. Behaviouraldisorders Induced by external globus pallidus dysfunction in primates：I. Behaviour alstudy. Brain，2004，127（pt9）：2039-2054.

[30] O'HARE D, HELMES E, REECE J, et al. The differential impact of tourette's syndrome and comorbid diagnosis on the quality of life and functioning of diagnosed children and adolescents. J Child Adolesc Psychiatr Nurs，2016，29（1）：30-36.

[31] 钟佑泉，吴惧，谢晓丽，等.耶鲁抽动症整体严重度量表对抽动障碍患儿的临床评估.中国实用儿科杂志，2006，21（3）：214-216.

▶▶▶ 第四章

抽动障碍共患病

共患病（comorbidity）也被称为同病、合病，是指患者同时患有非因果关联的两种及两种以上疾病。这些疾病在一个患者身上共存，均符合相应的诊断标准，且几种疾病之间不存在绝对的主次之分，又称为"一人多病"。共患病目前没有一个统一、确切的定义，但在临床上引入共患病的概念为客观描述疾病的复杂表现提供了便利，具有很大的意义。近几十年来，全世界学者们对抽动障碍的共患病进行了大量研究，这大大促进了我们对抽动障碍相关疾病的认识，为抽动障碍的治疗带来了更多启发，大大提高了该病的治疗效果及远期预后，有助于提升患者的生活质量。

抽动障碍以突然、快速、反复、无节奏的运动或发声为特征，是儿童最常见的运动障碍，其发病通常在儿童期，抽动通常在 1 年内消退，然而，有些抽动会持续存在，并引起各种问题。抽动障碍常常与其他精神症状共存，如注意缺陷多动障碍、强迫症、自闭症、抑郁症、焦虑症、睡眠障碍、头痛和自残行为等。85% ～ 88% 的抽动障碍患者至少有一种精神共患病，通常出现在 4 ～ 10 岁。其中，注意缺陷多动障碍是最常见的共患病，其次是强迫症。抽动障碍共患病的发病率也存在性别差异，通常注意缺陷多动障碍、学习困难和破坏性行为在男孩中更常见，而强迫症和自残行为在女孩中更常见。

根据抽动障碍儿童的父母反馈，与抽动表现相比，共患病问题更为棘手。抽动障碍患者常因共患病的困扰而有提前结束生命的想法或行动。对于抽动障碍人群，抽动症状并不影响社交、行为或情感功能，反而是共患病的存在比抽动对患者的生活质量影响更严重。但是好消息是，在一项前瞻性研究中发现，患有抽动障碍的成年人无论是否存在共患病，依然达到了良好的社会期许，如毕业、找到工作、结婚，以及高质量的生活，因此在诊断抽动障碍时重视共患病的识别、诊断，同时提供相关指导及治疗可以使抽动障碍患者获益，提高其生存寿命和生活质量。此外，一项针对患有抽动障碍的儿童和青少年的大型临床随访研究显示，抽动症状通常在青春期改善，但共患病往往持续存在，因此对于儿童抽动障碍患者，即使长大后抽动症状好转，仍需长期随访共患病情况。

抽动障碍合并其他共患病的病因及病理机制尚不明确。抽动障碍被认为是由皮质－纹状体－丘脑－皮质回路失调引起的，而不是限定在任何特定大脑区域的疾病。皮质－纹状体－丘脑－皮质回路通常分为5个重叠的功能回路：感觉运动回路、眼球运动回路、背外侧前额叶回路、外侧眶额回路和前扣带边缘回路。这些回路中神经递质传递异常被认为与抽动障碍的发生有关。这与其他共患病，如注意缺陷多动障碍、强迫症等的电生理存在共同通路，这可能是两种或多种疾病同存的原因。此外，遗传学及环境影响可能在其中有着重要关联。杨等人整理、汇总了相关全基因组研究数据，结果显示抽动障碍与注意缺陷多动障碍、强迫症和自闭症等疾病存在共同的交叉遗传结构，其中强迫症与抽动障碍存在更多遗传学共性。抽动障碍合并强迫症患者的亲属患强迫症风险远远高于非抽动障碍相关性强迫症患者的亲属，因此抽动相关性强迫症可能是强迫症的一种特别家族性亚型。但是遗传不是唯一可能的影响因素，环境因素，如围生期不良行为（母亲在怀孕期间吸烟、低出生体重等）也可能是共患病的影响因素。最后，自身免疫功能异常也可能与抽动障碍有关联，越来越多的研究强调抽动障碍的免疫学参与。抽动障碍与链球菌感染的相关性已被证实数十年，因此有相关学者对抽动障碍合并其他共患病的儿童进行了研究后发现，存在链球菌感染的抽动障碍患儿，其共患病发生率也会增长，尤其是注意

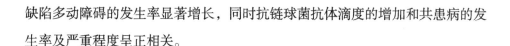

缺陷多动障碍的发生率显著增长，同时抗链球菌抗体滴度的增加和共患病的发生率及严重程度呈正相关。

第一节 注意缺陷多动障碍

注意缺陷多动障碍是一种始于儿童时期的神经和精神发育障碍，其特征是持续的注意力不集中、冲动、烦躁和过度活跃。抽动障碍患者中注意缺陷多动障碍的平均患病率为 50% ~ 60%，以男性为主。注意缺陷多动障碍的出现通常比运动性抽动和发声性抽动平均早 2.4 年。注意缺陷多动障碍导致的破坏性行为和功能障碍会对学业、社会和家庭功能产生不利影响，与单纯的抽动障碍相比，抽动障碍合并注意缺陷多动障碍的患者在设定计划、完成工作、开展记忆时自制力和视觉注意力方面存在更多缺陷。采用行为量表评估发现，抽动障碍共患注意缺陷多动障碍患儿比单纯抽动障碍患儿存在更严重的心理行为问题。有研究显示，父母有注意缺陷多动障碍病史、患儿血铅浓度升高会增加抽动障碍患儿共患注意缺陷多动障碍的概率，而良好的家庭环境和家庭收入会降低抽动障碍患儿共患注意缺陷多动障碍的风险。对抽动障碍共患注意缺陷多动障碍的患儿进行定量脑电图检查后发现与正常儿童之间存在差异，与单纯抽动障碍和单纯注意缺陷多动障碍患儿之间也存在差异，因此虽然目前定量脑电图检查不能用于诊断，但是可以作为筛查手段。

对于同时存在抽动障碍和注意缺陷多动障碍的患儿，是否使用兴奋剂治疗注意缺陷多动障碍存在争议。兴奋剂是注意缺陷多动障碍最有效的治疗方法之一，但兴奋剂药物的说明书建议不要在抽动患者中使用，否则可能导致加重抽动症状，还可能引起刻板印象、舞蹈症和运动障碍，因此临床医生在两病共患人群使用兴奋剂药物上犹豫不决。也有许多主治医生在临床随访中发现，抽动障碍患者在使用兴奋剂后病情进展或恶化，治疗常常因此中断。然而近几年研究表明兴奋剂的使用不影响抽动障碍。有学者做了大规模的统计研究发现，哌甲酯能缓解注意缺陷多动障碍症状的同时不会增加药物不良事件的风险。在一项安慰剂对照、双盲、交叉研究中，患有抽动障碍合并注意缺陷多动障碍的患者口服哌甲酯、D-苯丙胺和安慰剂9周，结果显示这两种兴奋剂都减轻了注意缺陷多动障碍的症状，虽然抽动症状在少数受试者中出现了暂时性的加重，但随着时间的推移最终消退，且注意缺陷多动障碍始终得到控制。另一些学者对71名患有注意缺陷多动障碍和抽动障碍的儿童进行了3种不同剂量的速释哌甲酯试验，并对参与者进行了5年随访，结果发现与安慰剂相比，哌甲酯有效缓解了注意缺陷多动障碍，并且不会加重抽动障碍。因此，已有许多专家提出，兴奋剂的使用和抽动障碍的发作、加重没有关系，而临床上使用兴奋剂后抽动障碍表现加重的少数患者更可能是疾病发展过程中的巧合。因此，对于两病共患人群，临床上可以考虑使用哌甲酯等兴奋剂，但临床医生在开处方时应向家属告知详情，并密切监测患者临床表现。

第二节　强迫症

强迫症是一组以强迫思维和强迫行为为主要临床表现的神经精神疾病，其特点为有意识地强迫和反强迫并存。强迫症的诊断需要具备4个要点：①强迫思维或者强迫行为，必须被看作是患者自己的思维或冲动；②必须有一种思想或者行为仍然在被患者徒劳无功地加以抵制，即使患者不再对其他症状加以抵制；③实施行为的想法本身应该是令人不愉快的（单纯为缓解紧张或者焦虑而发生的行为除外）；④想法、表象或者冲动必须是令人不愉快的反复出现。

强迫症发生在 20% ～ 60% 的抽动障碍患者中，而健康儿童和青少年的这一比例为 0.5% ～ 3.6%，且约 50% 的抽动障碍患者终身共患强迫症。一些研究发现抽动障碍合并强迫症患者的抽动症状往往更严重，抽动障碍患者的强迫症状通常在抽动发作后的几年内开始。单纯强迫症患者的强迫症表现在与污垢和细菌有关的方面，这些方面会导致更多的清洁强迫症；而抽动障碍合并强迫症患者主要表现为对暴力、性、对称性、触摸、计数和自残等方面。抽动障碍相关强迫症患者感觉他们的强迫症是自发唤起的，而单纯强迫症患者反馈说，他们的强迫行为常常先于他们自己的意识。与单纯强迫症相比，抽动障碍合并强迫症的患者更常出现"恰到好处"的现象，即患者需要反复执行相同的动作，直到感觉"恰到好处"，这是抽动障碍中最典型的强迫症。拔毛癖的特征是反复拔毛，在抽动障碍和强迫症患者的表现中都可以看到，由于其具有重复性，拔毛癖通常被认为是强迫症谱系的一部分，现在也被美国精神医学会制定的《精神障碍诊断与统计手册（第五版）》（DSM-5）归类为强迫症相关障碍部分。研究还发现，拔毛癖与抽动障碍之间的关系可能更为密切。

第三节　孤独症谱系障碍

孤独症谱系障碍（autism spectrum disorder，ASD）是以社交障碍、沟通技能受损、兴趣狭隘及行为重复刻板为典型特征的精神类疾病，又称为孤独症或自闭症。其中，重复刻板动作是自闭症与抽动障碍的最大共同点。抽动障碍和自闭症共患病者通常在儿童期即起病，最常影响男性，男女比例在（4∶1）～（5∶1），患者还可能存在与视觉压力相关的视觉障碍。自闭症还与抽动障碍其他共患病相关，如注意缺陷多动障碍、强迫症、焦虑症和抑郁症等。抽动障碍合并自闭症患者对比单纯性抽动障碍和单纯性自闭症患者存在更复杂的抽动行为和更多的自我伤害行为。另外，大约 2/3 患有抽动障碍的儿童和青少年，虽然他们没有达到自闭症诊断标准，但是也被评估为有重大社交互动困难的人群，其中 1/3 还存在缺乏同理心和共情能力的情况。

第四节　焦虑和抑郁

焦虑和抑郁被定义为儿童期可诊断的"内化"精神障碍，是儿童和青少年中最常见的精神障碍之一。据估计，15% ~ 20% 的儿童和青少年在成年前受到焦虑症的影响，抑郁症的发病率也很高，高达 13%。据报道，约 30% 的抽动障碍患者出现焦虑和抑郁。焦虑问题的高风险期从 4 岁开始，抑郁问题的高风险期从 7 岁开始。抽动障碍患者出现焦虑和抑郁可能与抽动障碍其他共患病有关，如注意缺陷多动障碍或强迫症。一项针对患有慢性抽动障碍患者的实验研究表明，焦虑症状比抑郁症状更普遍和更严重，抑郁和焦虑症状严重程度评分彼此显著相关，且两者均与强迫症状严重程度显著相关，但与抽动严重程度无关，并且基于性别的差异很明显，女性更高发。抽动障碍合并抑郁症患者往往有阳性的抑郁症家族史，且两者共患病的发病率与起病年龄早、抽动持续时间长、抽动症状重等呈正相关。约 10% 的抽动障碍患者有过自杀念头和企图，通常发生在愤怒和沮丧的情况下。虽然自杀意念与抽动严重程度之间没有相关性，但焦虑和抑郁的存在会增加抽动障碍患者的自杀风险。在一项来自瑞典国家患者登记册的大型流行病学队列研究中发现，患有抽动障碍的成年人自杀企图和死亡的风险大约高出 4 倍。因此，抽动障碍患者评估抑郁和焦虑症状是很重要的，特别是在有抑郁症家族史的患者中。临床上建议在抽动障碍患儿中早

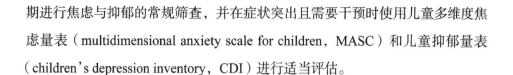

期进行焦虑与抑郁的常规筛查，并在症状突出且需要干预时使用儿童多维度焦虑量表（multidimensional anxiety scale for children，MASC）和儿童抑郁量表（children's depression inventory，CDI）进行适当评估。

第五节　破坏性行为

破坏性行为包括偶发性行为暴发、愤怒、攻击和冲动控制问题，在抽动障碍患者中很常见，如在 25% ～ 70% 的抽动障碍人群中报告了偶发性行为暴发和愤怒控制问题。破坏性行为似乎与其他共患病症状（如注意缺陷多动障碍、强迫症和抑郁症）存在密切相关，而不是与抽动障碍严重程度相关。一些研究表明，同时患有抽动障碍和注意缺陷多动障碍的青少年比单纯性抽动障碍患儿在抽动严重程度上相似，但更容易发生愤怒、暴发、破坏性行为和社会适应不良。

第六节　神经性厌食症和神经性贪食症

神经性厌食症的总体发病率在过去几十年中相当稳定，但年轻人（＜ 15 岁）的发病率有所增加。神经性厌食症的终身患病率在女性中可能高达 4%，在男性中可能高达 0.3%。同时关于神经性贪食症，高达 3% 的女性和超过 1% 的男性在其一生中患有这种疾病。这两种饮食失调症都可能使死亡风险增加 5 倍或更多。如果干呕和呕吐与抽动同时发生，并伴有抽动的前兆，如抑制和先兆冲动，则可能是抽动障碍的症状之一。同时，用于治疗抽动障碍症状的药物，如选择性 5- 羟色胺再摄取抑制剂和 α-2 肾上腺素能受体激动剂均可引起干呕和呕吐。2% 的抽动障碍患者存在神经性厌食症和神经性贪食症等饮食失调症，以女性为主，发病于青春期（15～19 岁）。因此，临床医生治疗有胃肠道症状的抽动障碍患者需要考虑这一方面。

第七节　精神分裂症

精神分裂症是一种慢性精神障碍，包括情感、个人感知觉和行为的异常。精神分裂型人格障碍出现在 15% 的专科临床抽动障碍患者中，并与多种精神共患病相关，如焦虑、抑郁、暴力行为、自残行为等。Begum 分享了一例成人精神分裂症患者合并持续性发声性抽动障碍病例，利培酮和帕潘立酮的联合治疗能有效改善患者的精神分裂症状，但对发声性抽动障碍无效，可实验对比发现，患者的发声性抽动障碍及其共患精神病症状对利培酮和氯氮平联合治疗表现出良好的反应，因此，氯氮平强化治疗可能是治疗精神分裂症患者合并发声性抽动障碍的一种方法。在广泛的文献检索中，我们发现有成人精神分裂症患者在服用氟哌啶醇良好控制症状 12 年后突然停用抗精神病药物而出现了迟发性抽动表现。同时检索中发现，抽动障碍合并精神分裂症更多见于成人患者，因为本身在儿童期起病的精神分裂症就极为罕见。临床上我们将 13 岁前精神病发作定义为极早发性精神分裂症。印度的一名男童在 9 岁时被诊断为精神分裂症，在被送入阿科拉政府医学院精神病学病房后出现了重复刻板的咕噜声，以及清嗓子、舌头突出和咂嘴行为，且每隔一段时间就会出现，最终这名患儿被诊断为精神分裂症和抽动障碍，在使用奥氮平单药治疗后很好地改善了精神分裂症状，但仍会出现抽动症状，其主管医生尝试加用氟哌啶醇治疗后，抽动症状也得到了良好的改善。

第八节　睡眠障碍

睡眠障碍是指睡眠量不正常及睡眠中出现异常行为的表现，也是睡眠和觉醒正常节律性交替紊乱的表现。健康的睡眠对生长、发育和整体健康至关重要。健康的睡眠包括获得适合年龄的适量睡眠、良好的睡眠质量、适当的连续性和无睡眠障碍。充足的睡眠对大脑发育、学习、记忆巩固、情绪调节、执行能力等功能很重要。睡眠不足、睡眠中断或睡眠障碍与认知缺陷、执行功能障碍、情绪失调、交感神经激活增加、激素失调、癫痫发作阈值降低等后果有关。64% 的抽动障碍患者出现睡眠障碍，即使在调整了肥胖、哮喘、过敏性鼻炎、焦虑和抑郁等睡眠障碍的潜在混杂因素后，抽动障碍也会独立增加入睡困难、睡眠维持困难、睡眠异常、异常唤醒和白天过度嗜睡的风险。一项抽动患者多导睡眠图研究表明，在睡眠的所有阶段都可以观察到运动性抽动和发声性抽动。与非抽动障碍儿童相比，抽动障碍儿童出现整体睡眠障碍和大多数特异性睡眠障碍的风险增加，特别是对于那些有严重症状和慢性症状的儿童。抽动障碍的其他共患病，如注意缺陷多动障碍或强迫症会增加睡眠障碍风险。此外，睡眠障碍本身也会加重白天的抽动症状。因此，对抽动患者的睡眠问题进行治疗可能会减轻抽动的严重程度，同时也会改善睡眠障碍本身。

第九节　头痛

头痛是抽动障碍的常见症状，一项前瞻性问卷访谈研究显示，约 55% 的抽动障碍儿童和青少年出现头痛症状。据报道，17%～27% 的抽动障碍患者患有偏头痛，平均年龄为 11.9 岁，这一患病率高于一般学龄儿童（2%～10%）和成人（10%～13%）。紧张性头痛也常见于抽动障碍患者，访谈研究报道还显示，28% 患有抽动障碍的儿童和青少年患有紧张性头痛，抽动患者的紧张性头痛患病率是普通儿科人群的 5 倍多。抽动障碍患者头痛的确切机制尚未阐明，但 5- 羟色胺代谢缺陷已被认为与偏头痛和紧张性头痛相关。头痛与抽动障碍其他共患病之间也存在关联，如 ADHD、抑郁症、学习障碍等。研究显示，患有抑郁症和偏头痛的青少年比单纯偏头痛的青少年有着更高的残疾率，即使在控制了偏头痛发作的频率和严重程度之后也是如此。同时，注意缺陷多动障碍和学习困难会给患儿的校园生活带来压力，进而引发偏头痛。

第十节　学习障碍

人们普遍认为抽动障碍不会影响智力，大多数抽动儿童的智力正常或高于正常。但抽动、抗抽动药物的使用及共患注意缺陷多动障碍、强迫症或其他心理疾病都会影响在学校的表现。一项病例对照研究比较了单纯抽动障碍患儿与抽动障碍合并 ADHD 或高度疑似 ADHD 患儿发现，23% 患儿存在学习障碍，但仅见于合并 ADHD 或高度疑似 ADHD 的抽动障碍患儿，对单纯抽动障碍患儿的学习受影响不大。另一项研究发现，ADHD 的严重程度可能会影响执行功能。抽动障碍可能以不同的方式影响孩子的学校表现。肢体抽动会直接影响学习，也会间接影响学习，因为抽动表现会增加压力。同时，课堂上的压力也会增加抽动表现。抽动，尤其是严重的抽动，会导致疲劳和慢性疼痛，从而干扰学习。患有抽动障碍的儿童也可能因为存在与抽动障碍相关的学习、生活困难被学校劝退。抽动障碍也可能因为对社会关系的影响而影响上学，如缺乏同伴或被取笑或被欺凌。学校可能对抽动障碍患儿使用不适当的处罚，如罚站或休学等。抽动障碍也会增加旷课率，即使患儿在校期间有专业人员提供帮助，但也经常徒劳无功。有一种或者多种共患病的抽动障碍患儿的学习能力也更差，他们往往存在阅读与写作问题，数学能力、语言能力也较薄弱，并发焦虑症的抽动障碍患儿存在考试困难等。

第十一节　自残行为

抽动障碍患者还可能表现出自残行为：故意、非意外、重复地施加自残，但没有自杀意图。为了确定抽动障碍中自残行为的患病率和临床相关因素，我们检索了相关文献发现，35% 的抽动障碍患者存在自残行为，其中强迫行为似乎与抽动障碍患者的自残行为有关，同时与复杂性抽动及抽动的严重程度也有关系，它们的存在应该提醒临床医生注意自残行为的可能，特别是患者有多种行为共患病的情况下更应该警惕。但现有的这方面研究是在专科医院进行的，因此还有待于进行更广泛的社区抽动障碍患者的研究。

第十二节　非精神方面共患病

近年来，非精神共患病的报道越来越多，一项使用中国台湾地区健康保险研究数据库的数据研究显示，先前诊断为抽动障碍的患者发生创伤性脑损伤的风险增加。此外，接受抗精神病药物治疗的抽动障碍患者发生创伤性脑损伤的风险低于未使用药物治疗的患者。该研究的作者推测，抗精神病药物对抽动的改善保护了他们免受创伤性脑损伤，或者抗精神病药物减少了他们的冲动性。瑞典一项研究显示，抽动障碍合并 ADHD 的患者发生交通相关伤害和死亡的风险高于一般人群，且同一组抽动障碍患者出现代谢和心血管疾病的风险更高，如肥胖、2 型糖尿病和循环系统疾病等，但使用抗精神病药物超过 1 年能显著降低代谢和心血管疾病的风险。抽动障碍患者物质滥用（如酒精、药物等）的风险高于一般人群。抽动障碍常与过敏性疾病合并出现，且发病率逐年增长，其中过敏性鼻炎、结膜炎最为常见。

参考文献

[1] SINGER H S. Tics and tourette syndrome. Continuum（Minneap Minn），2019，25（4）：936-958.

[2] UEDA K，BLACK K J. A comprehensive review of tic disorders in children. J Clin Med，2021，10（11）：2479.

[3] LIU Z S，CUI Y H，SUN D，et al. Current status，diagnosis，and treatment recommendation for tic disorders in China. Front Psychiatry，2020，11：774.

[4] LOWE T L，CAPRIOTTI M R，MCBURNETT K. Long-term follow-up of patients with tourette's syndrome. Mov Disord Clin Pract，2018，6（1）：40-45.

[5] GROTH C，MOL DEBES N，RASK C U，et al. Course of tourette syndrome and comorbidities in a large prospective clinical study. J Am Acad Child Adolesc Psychiatry，2017，56（4）：304-312.

[6] YANG Z，WU H，LEE P H，et al. Investigating shared genetic basis across tourette syndrome and comorbid neurodevelopmental disorders along the impulsivity-compulsivity spectrum. Biol Psychiatry，2021，90（5）：317-327.

[7] BRANDER G，KUJA-HALKOLA R，ROSENQVIST M A，et al. A population-based family clustering study of tic-related obsessive-compulsive disorder. Mol Psychiatry，2021，26（4）：1224-1233.

[8] HSU C J，WONG L C，LEE W T. Immunological dysfunction in tourette syndrome and related disorders. Int J Mol Sci，2021，22（2）：853.

[9] RUHRMAN D，MIKULINCER M，APTER A，et al. Emotion regulation and tic disorders in children. Eur Child Adolesc Psychiatry，2023，32（5）：893-902.

[10] 陈玉燕，杨育访，孙玉珠. 抽动障碍共患注意缺陷多动障碍患儿的心理行为特征研究. 浙江省心理卫生协会第十二届学术年会暨浙江省第三届心理咨询师大会学术论文集，2017 [2024-08-23]. https://cpfd.cnki.com.cn/Article/CPFDTOTAL-ZJKX201806002218.htm.

[11] 张霞，陈芯莹，罗玉君，等. 抽动障碍儿童共患 ADHD 影响因素的研究. 中国妇幼健康研究，2022，33（11）：7-12.

[12] 李翠姣. TD 共患 ADHD 儿童神经电生理的特征及认知功能的研究. 承德：承德医学院，2021.

[13] STOREBØ O J，STORM M R O，PEREIRA RIBEIRO J，et al. Methylphenidate for children and adolescents with attention deficit hyperactivity disorder（ADHD）. Cochrane Database Syst Rev，2023，3（3）：CD009885.

[14] TSUJII N，USAMI M，NAYA N，et al. Efficacy and safety of medication for attention-deficit hyperactivity disorder in children and adolescents with common comorbidities：a systematic review. Neurol Ther，2021，10（2）：499-522.

[15] NAM S H，LIM M H，PARK T W. Stimulant induced movement disorders in attention deficit hyperactivity disorder. Soa Chongsonyon Chongsin Uihak，2022，33（2）：27-34.

[16] SZEJKO N，MÜLLER-VAHL K R. Challenges in the diagnosis and assessment in patients with tourette syndrome and comorbid obsessive-compulsive disorder. Neuropsychiatr Dis Treat，2021，17：1253-1266.

[17] LAMOTHE H，BALEYTE J M，MALLET L，et al. Trichotillomania is more related to Tourette disorder than to obsessive-compulsive disorder. Braz J Psychiatry，2020，42（1）：87-104.

[18] EAPEN V，MCPHERSON S，KARLOV L，et al. Social communication deficits and restricted repetitive behavior symptoms in Tourette syndrome. Neuropsychiatr Dis Treat，2019，15：2151-2160.

[19] DOERING S，HALLDNER L，LARSSON H，et al. Childhood-onset versus adolescent-onset anxiety and depression：Epidemiological and neurodevelopmental aspects. Psychiatry Res，2022，312：114556.

[20] ISAACS D A, NARAPAREDDY A, ECKLAND M R, et al. Dimensional assessment of depression and anxiety in a clinical sample of adults with chronic tic disorder. J Neuropsychiatry Clin Neurosci, 2023, 35（4）: 352-360.

[21] XU Y E, BARRON D A, SUDOL K, et al. Suicidal behavior across a broad range of psychiatric disorders. Mol Psychiatry, 2023, 28（7）: 2764-2810.

[22] VAN EEDEN A E, VAN HOEKEN D, HOEK H W. Incidence, prevalence and mortality of anorexia nervosa and bulimia nervosa. Curr Opin Psychiatry, 2021, 34（6）: 515-524.

[23] BEGUM G, NKEMJIKA S, OLAYINKA O, et al. Clozapine response for vocal tics in schizophrenic patients: a case report with literature review. Cureus, 2021, 13（3）: e14111.

[24] TELGOTE S A, PENDHARKAR S S, KELKAR A D, et al. Very early-onset schizophrenia with secondary onset tic disorder. Indian J Psychol Med, 2017, 39（4）: 519-522.

[25] BLATY J L, DELROSSO L M. Tourette disorder and sleep. Biomed J, 2022, 45（2）: 240-249.

[26] JIMÉNEZ-JIMÉNEZ F J, ALONSO-NAVARRO H, GARCÍA-MARTÍN E, et al. Sleep disorders and sleep problems in patients with tourette syndrome and other tic disorders: current perspectives. Nat Sci Sleep, 2022, 14: 1313-1331.

[27] MI Y, ZHAO R, SUN X, et al. Sleep disturbances and sleep patterns in children with tic disorder: A case-control study. Front Pediatr, 2022, 10: 911343.

[28] SZPERKA C. Headache in children and adolescents. Continuum（Minneap Minn）, 2021, 27（3）: 703-731.

[29] CLAUSSEN A H, BITSKO R H, HOLBROOK J R, et al. Impact of tourette syndrome on school measures in a nationally representative sample. J Dev Behav Pediatr, 2018, 39（4）: 335-342.

[30] BAIZABAL-CARVALLO J F, ALONSO-JUAREZ M, JANKOVIC J. Self-injurious behavior in tourette syndrome. J Neurol, 2022, 269（5）: 2453-2459.

[31] STAFFORD M，CAVANNA A E. Prevalence and clinical correlates of self-injurious behavior in Tourette syndrome. Neurosci Biobehav Rev，2020，113：299-307.

[32] UEDA K，BLACK K J. Recent progress on Tourette syndrome. Fac Rev，2021，10：70.

[33] 王雅娟，薛征. 抽动障碍合并过敏性疾病中西医病因病机研究进展. 陕西中医，2022，43（11）：1654-1656，F0003.

▶▶▶ **第五章**

神经电生理学检查

通常情况下，基于患儿表现和临床病史，做出抽动障碍的诊断并不困难。神经电生理学或神经影像学检查在抽动障碍中的应用尚不成熟，此类检查多显示非特异性异常，因此主要用于共患病（如注意缺陷多动障碍、强迫症或焦虑症）的辅助诊断，或与其他疾病（如肌阵挛性癫痫发作等）进行鉴别诊断时。本章主要介绍脑电图、脑磁图、诱发电位、事件相关电位和脑电地形图。

第一节　脑电图

脑电图（electroencephalogram，EEG）是记录脑电活动的常用方法。大脑神经元活动时会产生微弱的电信号，这些信号通过脑脊液传播到头皮表面，然后由电极捕捉和记录。这些电信号以不同的波形代表不同频率和振幅的脑电活动。脑电图常见波形包括α波、β波、θ波、δ波和γ波。这些波形的频率和振幅特征可以提供关于大脑活动状态的信息。

（1）α波：指频率范围在 8 ～ 13 Hz 的波形。它通常在放松、闭眼静息状态下出现，并且可以反映大脑的休息状态。α波可能是由丘脑非特异性核团的兴奋性和抑制性突触后电位变化产生。

（2）β波：指频率范围在 13 ～ 30 Hz 的波形。它通常在大脑活动较为活跃、注意力集中、认知任务进行时出现。

（3）θ波：指频率范围在4～8 Hz的波形。它通常出现在轻度睡眠、放松、刚刚醒来的状态，以及一些注意和记忆任务中。

（4）δ波：指频率范围在0.5～4 Hz的慢波。它通常出现在深度睡眠阶段，反映了大脑的放松状态和恢复过程。

（5）γ波：指频率范围在30 Hz以上的高频波形。它与大脑的高级认知功能、感知处理和信息整合相关。

丘脑非特异性核团发出的纤维广泛投射至大脑皮层各区，因此被认为可能是脑电信号的起源。脑电图的节律性电活动发生于大脑皮层锥体细胞，代表突触后电位。脑电图描记的慢活动是皮层内许多锥体细胞同时产生的突触后电位的总和。快活动是由网状结构而来的冲动，使丘脑非特异性核团内的节律性放电消除，并使皮层电位去同步化。正常儿童随年龄增长脑电图频率由慢变快，由不规则变规则，大脑皮层对皮层下活动的控制逐渐趋于完善。抽动障碍的脑电图特征受到多种因素影响，包括患儿的临床特征、共患病状况，以及研究方法和样本特征等。抽动障碍发作时患儿意识清醒，有时可以通过主观意识控制自身行为，因此常规脑电图多表现为正常。常规脑电图和定量脑电图研究结果提示，无论儿童或成人抽动障碍患者，其与年龄、性别相匹配的正常人群无显著差异。多导睡眠图显示抽动障碍患者有显著睡眠质量问题，很难入睡且很难维持睡眠。

有部分研究报道了抽动障碍患儿异常的脑电特征，包括特定频带（如β波带和γ波带）上的脑电活动可能与正常对照组存在差异。这可能涉及不同脑区之间的同步性和功能连接性的改变。少部分抽动障碍患儿的脑电图有类似癫痫的尖波、棘波、尖慢波、棘慢波等，主要考虑伴癫痫的可能。鉴别诊断方面，青少年肌阵挛性癫痫发作期脑电图呈弥漫性快速（3.5～6 Hz）多棘慢复合波，而抽动障碍同步脑电图未见癫痫样放电。

第二节　脑磁图

脑磁图（magnetoencephalography，MEG）是通过测量脑内神经电活动在颅外产生的磁场信号，以无创方式实时探测脑内神经活动的过程。脑磁图尽管已展示出良好的科研价值，然而脑磁图需要搭建电磁屏蔽室，且需液氮超低温冷却，其高昂的造价限制了它的广泛应用。与脑电图相比，脑磁图对大脑皮层的电活动更敏感。脑电图信号可以穿透颅骨和组织，捕捉到广泛的电活动，包括大脑皮层和皮层下电信号，但是受信号传播路径和头部导电性的影响，脑电图的时空分辨率较低。而脑磁图信号受颅骨影响较小，拥有更高的时间分辨率（＜1 ms）和空间分辨率（3～5 mm），因此可精准定位异常脑电磁活动来源。

脑磁图分析首先需要确定磁场源。脑磁图基于大脑电活动会引起微弱的磁场变化。这些磁场变化是由神经元的电活动所产生的，如突触后电流。在单位面积大脑皮质中，数千个锥体细胞几乎同时进行神经活动，产生集合电流及与集合电流方向正切的脑磁场。由于脑磁场信号强度明显强于头皮信号且不受头皮电位变化干扰，因此脑磁图能实现精准的空间定位。此外，脑磁图使用高灵敏度的磁传感器，通常是超导量子干涉器件（superconducting quantum interference device，SQUID）来探测大脑产生的磁场信号，这些传感器布置在头皮外围的电磁屏蔽室中，以隔离环境中的干扰磁场，通过将磁场信号与头部形态和位置信息相结合，使用数学模型进行数据处理和分析，可以得到脑磁图。如果将脑磁图与磁共振成像相结合，构成磁源性影像（magnetic source imaging，MSI），则可以在毫秒刻度内跟踪大脑活动，并达到毫米级精度。脑磁图的应用范围包括颅脑术前功能定位、脑功能损害定位、癫痫灶外科定位、神经精神疾病诊断。目前脑磁图最成熟的应用是癫痫灶定位。近年来，基于无自旋交换弛豫（spin-exchange relaxation free，SERF）技术的光泵磁力计（optically-pumped magnetometers，OPMs）可以将脑磁图系统小型化，从而扩展应用范围。对于儿童抽动障碍，脑磁图的特异性表现仍然充满未知数。关于抽动障碍的脑磁图研究，主要集中在以下几个方面。

（1）运动相关磁场（movement-related fields，MRF）：旨在探索抽动障碍患者在执行特定运动时的脑磁图特征。通过记录运动前、运动过程中和运动后的磁场活动，可以研究抽动障碍与运动控制之间的关系。

（2）静息态磁场（resting-state magnetic fields，RS-MF）：通过记录患者在安静状态下的脑磁图活动来研究其脑网络的功能连接性。静息态磁场可以揭示不同脑区之间的相互作用，从而对抽动障碍的发病机制进行研究。

（3）事件相关磁场（event-related fields，ERF）：通过记录患者在接受特定刺激或执行特定任务时的脑磁图活动来研究事件处理的异常。通过分析事件相关的磁场响应，可以了解抽动障碍患者在认知、感知和运动过程中的异常脑活动。

（4）功能连接性磁场（functional connectivity magnetic fields，FC-MF）：通过分析磁场信号之间的相干性或相互影响，可以揭示抽动障碍患者在大脑网络水平上的异常连接模式。

第三节　诱发电位

诱发电位（evoked potential，EP）是中枢神经系统在感受内外界刺激过程中产生的生物电活动。凡是外加一种特定刺激，作用于感觉系统或某一脑区，在刺激过程中或刺激结束后引起中枢神经系统产生电位变化，统称脑诱发电位。脑诱发电位包括多种波形成分，这些波形成分可以反映不同的神经过程。

（1）P_1波：视觉诱发电位中的一个正向波，通常在刺激后 100 ms 左右出现，反映早期视觉加工。

（2）N_1 波：视觉诱发电位中的一个负向波，通常在刺激后 100～200 ms 出现，反映视觉感知和注意。

（3）P_2 波：多个诱发电位中的一个正向波，通常在刺激后 200 ms 左右出现，涉及感知和认知过程。

（4）N_2 波：多个诱发电位中的一个负向波，通常在刺激后 200～300 ms 出现，与注意、认知和情绪加工有关。

（5）P_3 波（也称为 P_{300} 波）：多个诱发电位中的一个正向波，通常在刺激后 300 ms 以上出现，反映高级认知过程、注意和决策。

这些波形成分的命名和特征可能会因研究领域、实验范式和研究者的不同而有所变化。其中研究最多的是 P_3 波。当一个刺激的出现对于被试者来说具有重要信息意义时，则在潜伏期平均 300 ms（200～700 ms）会出现一个"正相诱发电位"。不同的脑诱发电位研究模式可用于评估患儿的认知功能、注意力和抑制控制能力，了解患儿的认知加工特点和可能存在的注意缺陷。常用的脑诱发电位检查包括以下几种。

（1）视觉诱发电位（visual evoked potentials，VEP）：通过向被检查者的眼睛发送快速闪烁的光刺激，或让被检查者观看图像及其他视觉刺激形式，观察并记录大脑对刺激的视觉加工过程，临床常用的是棋盘格翻转的图像模式。视觉诱发电位的主要波形成分包括 P_1 波、N_1 波、P_2 波和 P_3 波。

（2）听觉诱发电位（auditory evoked potentials，AEP）：通过向被检查者的耳朵发送声音刺激，观察并记录大脑对刺激的听觉加工过程。根据给出声音刺激到电位出现变化的部位及时间长短，可以将听觉诱发电位分为短、中、长 3 种。临床常用的听觉诱发电位主要有听觉脑干诱发电位（短潜伏期）、听觉稳态诱发电位 [俗称多频稳态（中潜伏期）]、40 Hz 相关电位（中长潜伏期）、P_{300} 波（长潜伏期）。

（3）体感诱发电位（somatosensory evoked potentials，SEP）：通过对被检

查者的皮肤或神经进行电刺激，观察并记录大脑对刺激的体感加工过程。主要关注的电位成分包括 P_1 波、N_1 波、P_2 波和 N_2 波。

（4）运动诱发电位（motor evoked potentials，MEP）：通过对被检查者的肌肉或神经进行电刺激，观察并记录大脑对刺激的运动加工过程。主要关注的电位成分包括早期的 M_1 波和晚期的 M_2 波。

关于儿童抽动障碍的脑诱发电位研究资料较少，其中为数不多的报道主要是对抽动障碍的视觉诱发电位检查。正常人群的视觉诱发电位一般呈现一串稳定的 P 波和 N 波，P_1 波、N_1 波反映视觉感受器、视神经和外侧膝状体的电活动；P_2 波、N_2 波反映视野的神经冲动在丘脑投射系统和枕叶皮层的激活；P_3 波、N_3 波及后波成分与智力等高级神经功能有关。视觉诱发电位反映的是神经传导通路的功能状态，这一传导通路自前至后贯穿大脑，前为视网膜，最后为枕叶纹状区。所以视觉诱发电位异常能反映大脑功能异常。抽动障碍患儿的视觉诱发电位检查中，P_2 波、N_2 波潜伏期比对照组延长，表明患儿的视觉中枢受到一定损害。P_2 波、N_2 波潜伏期的延迟可以解释抽动障碍患儿注意力涣散的现象。此外，抽动障碍患儿刺激正中神经引出的体感诱发电位显示，$N_{20} \sim P_{25}$ 波幅峰值明显高于正常儿童，表明抽动障碍患儿的主要躯体感觉区域存在过度兴奋，以左侧大脑半球为著。

第四节　事件相关电位

事件相关电位（event-related potentials，ERP）是通过记录被检查者在特定任务中的脑电变化，以此分析大脑对刺激或任务的加工过程。主要关注的电位成分包括 P_{300} 波、N_{400} 波、错误相关负波（error-related negativity，ERN）等，用于评估注意、认知和执行控制等高级认知过程。由于大脑对刺激的处理需要一定的时间，单次刺激的脑电信号可能会被其他非特定的脑电活动所淹没。通过多次重复刺激，并将脑电信号进行叠加平均，可以抑制非特定脑电活动，突出与刺激或任务相关的脑电响应。

事件相关电位和诱发电位是相关但不完全相同的概念。诱发电位是一种通过刺激系统（如视觉、听觉、体感等）来诱发的脑电响应，用于研究大脑对刺激的感知和加工过程。事件相关电位是通过重复刺激或任务（如刺激呈现、任务执行或错误反应），并将脑电信号进行叠加平均，突出与特定事件相关的电活动。因此，事件相关电位属于诱发电位中的一个特定子集，专注于特定事件相关的电位成分。

事件相关电位揭示了抽动障碍患者在与冲突监控和执行控制相关的成分上可能存在差异，如某些研究发现，抽动障碍患者的错误相关负波振幅可能有所变化。P_{300}波能够反映认知、思维的神经电生理活动，对研究认知功能具有很高的价值。由于事件相关电位P_{300}波的异常可早于行为表现，因而其也是一种行为异常的早期检查手段。N_{400}波是以各种语言操作任务诱发出的负相电位，属于事件相关电位的内源性成分之一，与语言加工过程有关，可从另一角度反映认知功能。有研究发现抽动障碍各亚型患儿N_{400}波的潜伏期较对照组延长，而波幅较对照组降低，说明抽动障碍患儿的大脑对语言的自动加工过程延长，对词语特征提取的效率较低。

第五节　脑电地形图

脑电地形图（brain electrical activity mapping，BEAM）检查是一种将脑电图信号转化为可视化空间分布图的分析方法，属于定量脑电图范畴。脑电地形图检查基于脑电图信号不同电极之间的电位差异，使用特定的算法，将多个电极记录到的信号转换为一幅可视化的地形图。这种地形图通常以头部为背景，并在头皮表面上的不同区域标记出不同频率范围内的电活动。这些地形图可以提供关于大脑的电活动模式、激活区域和相互作用的信息。

　　脑电地形图的生成基于以下几个基本原理。首先，假设大脑电活动源是位于皮层的点源或分布源，这些源可以是神经元的电活动或突触后电位。根据不同的假设和模型，可以使用不同的源模型来估计脑电源的位置和特性。其次，脑电地形图需要使用传导模型来描述电信号从大脑电源到头皮电极的传播。传导模型考虑头部组织的电导率分布、头形状和电极位置等因素，通过数学模型计算电信号在头部的传播路径。接下来需要进行头皮电势测量，使用头皮上放置的脑电图电极来测量头皮表面的电势变化。这些电势变化是由大脑电活动在头皮上引起的。通过多个电极的测量，可以获得头皮表面不同位置的电势数据。最后，脑电地形图还涉及一个反问题，即根据头皮电势数据推断出大脑电活动的空间分布。这个过程需要使用数学算法和反问题求解方法，通过头皮电势数据和传导模型，估计出最有可能的大脑电活动源的位置和强度分布。综合这些原理，脑电地形图提供了对脑电活动在头皮上空间特征的可视化描述，有助于理解不同脑区的电活动强度和空间关系。抽动障碍患儿的脑电地形图检查多提示可能存在颞叶区域功能障碍，表现为 θ 频段分布百分比增高。

参考文献

[1] JOHNSON K A，WORBE Y，FOOTE K D，et al. Tourette syndrome：clinical features，pathophysiology，and treatment. Lancet Neurology，2023，22（2）：147-158.

[2] HALLETT M. Tourette syndrome：update. Brain & Development，2015，37（7）：651-655.

[3] SCHMIDGEN J，KONRAD K，ROESSNER V，et al. The external evocation and movement-related modulation of motor cortex inhibition in children and adolescents with tourette syndrome-a tms/eeg study. Frontiers in Neuroscience，2023，17：1209801.

[4] METZLAFF J, FINIS J, MUNCHAU A, et al. Altered performance monitoring in tourette syndrome: an meg investigation. Scientific Reports, 2022, 12 (1): 8300.

[5] BIERMANN-RUBEN K, MILLER A, FRANZKOWIAK S, et al. Increased sensory feedback in tourette syndrome. Neuroimage, 2012, 63 (1): 119-125.

[6] BANASCHEWSKI T, BRANDEIS D. Annotation: what electrical brain activity tells us about brain function that other techniques cannot tell us-a child psychiatric perspective. Journal of Child Psychology and Psychiatry, 2007, 48 (5): 415-435.

[7] ZOUKI J J, ELLIS E G, MORRISON-HAM J, et al. Mapping a network for tics in tourette syndrome using causal lesions and structural alterations. Brain Communications, 2023, 5 (3): fcad105.

[8] HSU C J, WONG L C, WANG H P, et al. The microstructural change of the brain and its clinical severity association in pediatric tourette syndrome patients. Journal of Neurodevelopmental Disorders, 2023, 15 (1): 34.

[9] QI Y, ZHENG Y, LI Z, et al. Genetic studies of tic disorders and tourette syndrome. Methods Mol Biol, 2019, 2011: 547-571.

[10] XIN X, FENG Y, LOU Y, et al. Abnormal dynamics of brain functional networks in children with tourette syndrome. Journal of Psychiatric Research, 2023, 159: 249-257.

[11] MORAND-BEAULIEU S, LAVOIE M E. Cognitive and motor event-related potentials in tourette syndrome and tic disorders: a systematic review. Clinical Neurophysiology, 2019, 130 (6): 1041-1057.

[12] SHAHANA N, GILBERT D L. Tourette syndrome. Handb Clin Neurol, 2013, 116: 631-642.

[13] WARREN C, SEER C, LANGE F, et al. Neural correlates of performance monitoring in adult patients with gilles de la tourette syndrome: a study of event-related potentials. Clinical Neurophysiology, 2020, 131 (3): 597-608.

[14] ISHII R, HATA M. Event-related potentials as possible indicators of behavioral intervention outcome in tic disorders. Clinical Neurophysiology, 2019, 130 (6): 1027-1028.

[15] KIMURA K，MURASE N，NAGAO Y，et al. Pre-movement gating of somatosensory evoked potentials in tourette syndrome. Brain & Development，2023，45（3）：324-331.

[16] ROTHENBERGER A，HEINRICH H. Electrophysiology echoes brain dynamics in children and adolescents with tourette syndrome-a developmental perspective. Frontiers in Neurology，2021，12：587097.

▶▶▶ **第六章**

神经影像学检查

神经影像学检查主要为儿童抽动障碍提供颅脑结构和功能等方面的信息。近年来，结构和功能影像学的迅猛发展，为儿童抽动障碍的研究提供了一些重要的解剖学线索，包括基底神经节、边缘系统和前额叶皮层等。目前研究认为，抽动障碍患儿的临床表现是由基底神经节（特别是纹状体、尾状核）、边缘系统（特别是扣带回）和前额叶皮层等部位的发育异常所致，然而相关报道尚未取得一致结论。本章主要介绍颅脑 CT、颅脑 MRI、颅脑 SPECT、颅脑 PET 检查。

第一节　颅脑 CT

计算机体层成像（computed tomograph，CT）是一种通过 X 光机旋转照射获得人体内部三维图像的技术。相比传统的 X 线，CT 能提供更多的细节信息。大多数抽动障碍儿童的颅脑 CT 检查并无异常发现，少部分研究报道了一些非特异性的脑结构改变，包括脑室轻度扩大、外侧裂池明显加深、蛛网膜囊肿、透明隔间腔（第五脑室形成）等。

第二节　颅脑 MRI

磁共振成像（magnetic resonance imaging，MRI）利用原子核自旋的物理特性，以及外部磁场和脉冲作用，通过梯度线圈引入空间信息，最终生成人体组织图像。与 CT 相比，MRI 具有较高的空间分辨率和优异的软组织成像能力，且不存在对人体有害的射线。目前儿童抽动障碍的 MRI 研究包括结构性 MRI（structural MRI，sMRI）和功能性 MRI（functional MRI，fMRI）。

一、儿童抽动障碍的 sMRI 研究

高分辨率 sMRI 能够为抽动障碍患儿的脑结构特征提供新的证据支持，其主要实现方法是基于体素的形态测量（voxel-based morphometry，VBM）或基于表面的形态测量（surface based morphometry，SBM）技术。健康儿童的皮层厚度随着年龄增长而普遍增加，但在抽动障碍患儿中没有这种趋势。此外，抽动障碍患儿皮层厚度与抽动症状的严重程度之间没有明显关联。皮质 – 纹状体 – 丘脑 – 皮质回路相关结构的异常被认为与抽动障碍密切相关。在该回路中，基底神经节参与了运动控制、动作规划和动作发起等功能，而抽动障碍的发生与基底神经节的功能异常有关。刻板行为在抽动障碍中常常与运动异常和基底神经节功能失调相关。研究表明，基底神经节的异常活动可能导致抽动障碍和刻板行为的出现和持续。既往研究曾报道抽动障碍患儿尾状核与豆状核等的体积较正常对照组减少。还有研究报道了抽动障碍患儿前额叶皮层、顶叶皮层，包括中央前回和中央后回，以及额下回（即经典的 Broca 区）也观察到类似的灰质变薄情况。这些皮层区域属于面部、颈部和肩部肌肉，以及喉部、腹部和上呼吸道的体感投射区域。O'Neill 等人发现抽动障碍患儿扣带回亚区皮层变薄，体积减小。Fahim 等人测量了 16 对抽动障碍双胞胎患儿的皮层厚度，结果表明扣带回亚区的皮层厚度是抽动障碍的高度遗传特征。值得一提的是，

扣带回皮层是脑深部电刺激（deep brain stimulation，DBS）治疗抽动障碍的首选靶点。

关于抽动障碍的脑结构异常，目前学界提出了两种假说：首先是白质损伤假说，其认为抽动障碍中存在增强的髓鞘化过程，髓鞘化使灰质和白质边界向白质方向推移，导致患儿的皮层厚度较薄；其次是 γ- 氨基丁酸假说，一方面抽动障碍患儿皮层中的 γ- 氨基丁酸能传递抑制性信号使神经元数量减少，会直接导致皮层变薄；另一方面这也会导致大量谷氨酸能锥体神经元在皮层中长期不受控制地放电，从而引起兴奋毒性作用，导致神经元和胶质细胞的损伤和死亡，最终在宏观神经影像学上表现为多个脑区的灰质变薄。多个 MRI 研究均支持异常髓鞘化和 γ- 氨基丁酸能抑制性信号不足可能是抽动障碍病因中的神经发育因素。

目前抽动障碍的 MRI 研究难点在于，多数结构性 MRI 数据结果与抽动障碍的共患病症状（如强迫症、注意缺陷多动障碍、焦虑症等）相关联，而不是与抽动障碍的核心症状相关联。除非特别声明，多数 MRI 研究及其他神经影像学模式在患者样本中存在相当大的精神疾病共患病（主要是强迫症和注意缺陷多动障碍），以及同时或历史性使用精神药物，这些混杂因素目前尚无法被充分解决。鉴于临床抽动障碍研究的现实情况，招募一组"纯净的"、未用药的抽动障碍患者仍然是一个很大的挑战。解决这一问题的另一种方法是尽可能增加样本量，对所有影响结构测量终点的因素进行独立统计评估，包括年龄、性别、病情严重程度、病程长度、共患病、药物治疗等对抽动障碍的影响。纵向的神经影像学观察也是今后抽动障碍的重要研究方向，如哪些因素（脑区）可以作为预测抽动障碍患儿将在成年后继续发病的神经影像学标志物；哪些因素能够预测治疗，特别是非药物疗法对抽动障碍的疗效。

除了灰质结构变化之外，弥散张量成像（diffusion tensor imaging，DTI）技术为分析抽动障碍的脑白质结构与功能提供了另一种神经影像学方法。正常情况下，由于髓鞘的阻挡，水分子在沿着纤维束的方向上弥散运动基本不受限制，而在垂直于纤维束的方向上则弥散困难，因此形成各向异性。DTI 技术可以通过观察水分子的弥散运动来反映脑白质纤维束的结构与各向异性特征。常用指标包括各向异性分数（fractional anisotropy，FA）、表观弥散系数（apparent diffusion coeffiecient，ADC）、平均扩散率（mean diffusivity，MD）、轴向扩散系数（axial diffusivity，AD）和径向扩散系数（radial diffusivity，RD）。FA 描述了组织内水分子扩散的方向性；ADC 值受细胞内外水的温度，细胞膜通透性、黏滞度和比例的影响，主要衡量组织中水分子的弥散运动，反映水分子在弥散敏感梯度方向上的位移程度；MD 可以反映组织的总含水量，表达水分子的总弥散活动和分子置换；AD 对于轴突的完整性和变性较为敏感，在平行轴位置可以用 AD 值来描述水分子的扩散与运动中所受阻碍最小的方向；RD 能够在垂直轴位置上表达髓磷脂的完整程度，它取决于两个相对较低张量的平均值。

既往 DTI 研究发现，成年抽动障碍患者靠近前扣带回、体感觉皮层、眶额叶皮层下的白质区域 FA 值较对照组偏低，后扣带回区域的 ADC 值高于正常水平。鉴于 FA 值可以反映神经轴突膜周长、轴外液体积和髓鞘厚度等特征，因此 DTI 可为上文抽动障碍的白质损伤假说提供一些见解。然而目前在儿童抽动障碍的 DTI 研究中，未能发现上述脑区的白质异常。目前为止，抽动障碍的 DTI 研究总体支持这样一种观点：负责与扣带回交换信号的白质区域影响着抽动障碍的病理生理过程。

二、儿童抽动障碍的 fMRI 研究

狭义的 fMRI 特指基于血氧水平依赖（blood oxygenation level dependent，BOLD）原理来观察活体大脑功能代谢活动的实验方法。这一技术始于 20 世纪 90 年代初，由日本科学家小川诚二等人最先提出并证实。去氧血红蛋白的

磁敏感性是 BOLD 技术的基础。当神经元活动增强时，脑功能区皮层血流量和氧交换也增加，但其与耗氧量增加不成比例，超过细胞代谢所需的氧供应量，会导致功能活动区血管中的氧合血红蛋白增加，脱氧血红蛋白相对减少。脱氧血红蛋白是顺磁性物质，能明显缩短横向弛豫时间（T_2），当脱氧血红蛋白浓度减少时，可引起局部脑区 T_2 加权像信号升高，使脑功能活动区的皮层表现为相对高信号。因此，BOLD 信号的变化本质上反映的是脑功能区内脱氧血红蛋白浓度的变化。

广义的 fMRI 不单指 BOLD 技术，还包括多种其他可以用来探察活体功能代谢情况的 MRI 技术，如磁共振波谱（magnetic resonance spectroscopy，MRS）、动脉自旋标记（arterial spin labeling，ASL）等。儿童抽动障碍的 fMRI 主要研究任务是对大脑的异常功能区进行定位，即找出大脑中与抽动障碍密切相关的特异性脑区。目前研究报道的结果也多集中在基底神经节（如纹状体）、丘脑、额叶皮层、顶叶皮层，提示这些脑区的异常激活参与了儿童抽动障碍的发病机制。Marsh 等研究认为，抽动障碍患儿的豆状核和额叶－纹状体环路的活动存在异常。

在 fMRI 研究中，尚有任务态 fMRI 和静息态 fMRI 的不同。经典的任务态 fMRI 是在特定的实验条件下对大脑活动进行分析，研究中所显示的脑区激活信号是由任务状态与无任务对照状态按照"认知相减"原理得到的，反映了与任务相关的局部脑神经的活动状态。任务态 fMRI 从本质上来说是将大脑脑区进行功能分割，用以明确不同脑区负责的具体功能，或是某一功能是由哪些脑区负责。然而研究表明，同一脑区可能参与不同脑功能活动，同一脑功能活动可能涉及多个不同脑区。因此这类研究观察问题可能较片面和孤立，未能揭示脑功能网络的整体层面。Marsh 等人应用视觉跟踪测验作为激活任务，研究纳入了 66 例抽动障碍患者，结果发现对照组后扣带回皮层的活性随着年龄的增加而相对降低，额叶－纹状体环路的活性随着年龄的增加而相对增强，而抽动障碍患者则没有上述现象，这提示抽动障碍患者大脑可能存在着某些不成熟的问题。

　　静息态 fMRI 是与任务态 fMRI 相对而言，指受试者静卧于磁共振机器内，闭眼、保持清醒且不作任何思考，不进行任何任务或额外刺激。早在任务态 fMRI 研究起步时，Biswal 等人就开始了静息态 fMRI 下人脑 BOLD 信号变化规律的研究。Biswal 等人发现，在静息状态下，双侧大脑半球某些脑区 BOLD 信号的自振荡活动具有时间上的相关性，且这种连接性主要体现在低频区间（低于 0.1 Hz），与其他频率区间的噪声信号不完全相关，这就是功能连接性。所谓"功能连接"是指解剖上相互分离的脑区之间发生神经活动时具有的同步性，这种"功能连接"反映了不同脑区之间功能上的交通和信息上的交流，体现了大脑功能网络的整合性和联通性。在现代神经科学中，复杂的大脑被认为是一个有效而精确的网络，其中有大量的不同脑区执行和行使不同的任务和功能，但他们之间并不是各自独立和封闭的，而是不断地在交流和分享神经信息。静息态 fMRI 作为有力武器为探索大脑这一复杂的网络系统提供了大量的信息。随后，美国斯坦福大学的 Greicius 和华盛顿大学的 Fox 等学者在《美国科学院院报》（PNAS）上发表的关于默认模式网络（default mode network，DMN）的研究，引起了学术界广泛的关注和浓厚的兴趣。如此一来，静息态 fMRI 逐渐成为脑科学研究的热点技术。除了功能连接之外，国内外众多学者还围绕静息态 fMRI 开发了一系列观察指标，如低频振荡振幅（amplitude of low frequency fluctuation，ALFF）、局部一致性（regional homogeneity，ReHo）、度中心性（degree centrality，DC）等，用于刻画中枢神经系统的自发活性特征。

　　Liao 等人发现抽动障碍患儿双侧额叶－纹状体－中脑网络，以及双侧感觉运动区和颞叶皮层中存在异常的功能连接。还有研究提示，抽动障碍患儿左右前扣带回之间的内在功能连接性越低，抽动障碍症状越严重，并且即使是部分从抽动障碍中康复的年轻成年人，一些扣带回的异常功能连接仍然存在。崔永华等发现抽动障碍患儿前额皮质、基底神经节及边缘系统多个区域存在激活异常。患儿的左侧眶部额上回、左侧眶部额中回、右侧额中回的 ALFF 值与 YGTSS 评分呈正相关，即抽动症状越重，上述脑区激活越强；患儿右侧距状沟及周围皮质脑区的 ALFF 值与 YGTSS 严重程度评分呈负相关。Ji 等人发现，抽动障碍患儿的双侧纹状体 ALFF 值较对照组降低且与抽动障碍症状相关。随后以双侧纹状体作为功能连接性分析"种子点"，计算双侧纹状体与其他感兴趣区之间的相关性。结果显示，抽动障碍患儿的左侧纹状体与双侧前扣带回之间的功能连接性低于对照组；右侧纹状体与双侧后扣带回之间的功能连接性高于对照组，前后扣带回与纹状体形成的回路与抽动障碍中的奖励学习和动机行为有关。Cui 等人也发现，抽动障碍患儿的双侧扣带回、额上回、中央前回，以及顶叶皮层 ALFF 值低于对照组。因此有证据表明，扣带回在抽动的启动和运动控制中可能扮演关键角色。

Dosenbach 等人研究了抽动障碍患儿脑网络中的额顶网络（frontoparietal network，FPN）和中央执行网络（central executive network，CEN）。FPN 的主要构成脑区包括中央前回、额中回、顶下小叶和后扣带回；CEN 的主要构成脑区包括内侧前额叶皮层、前扣带回和前脑岛。结果显示抽动障碍患儿的 FPN 内部脑区存在异常的功能连接。与对照组相比，抽动障碍患儿左侧后扣带回与到右颞顶叶交界、丘脑，以及右侧顶枕叶之间的功能连接性增高；而后扣带回与右侧运动皮层的功能连接性降低。这些结果暗示了患儿脑网络发育的不成熟。

儿童抽动障碍的另一种方法是 MRS 技术。MRS 利用磁共振化学位移现象来测定组成物质的分子成分。结合 GABA 能神经元假说，MRS 可以通过检测特定脑区中 GABA 神经递质的变化，来寻找抽动障碍的关键脑区。然而目前抽动障碍的 MRS 研究相对较少，这可能是由于抽动相关的运动伪影会干扰 MRS 数据的可靠性。在 MRS 中，由于谷氨酸（glutamate，Glu）和谷氨酰胺

（glutamine，Gln）具有相似的化学位移和峰形，很难单独区分它们的信号。为了表示这两种物质的总和，通常将它们合称为 Glx，用于表示由两种物质贡献组成的信号。通过测量 Glx 信号的变化，可以获得有关神经系统功能和代谢的信息。需要注意的是，由于 Glx 表示了谷氨酸和谷氨酰胺的总和，并不能提供它们各自的浓度或比例信息。

Freed 等人发现，抽动障碍患儿在双侧前扣带回中的 GABA 水平比对照组低约 11%。然而 MRS 技术并不直接测定突触的 GABA 水平，而是测定了感兴趣区内所有细胞（包括神经元、神经胶质细胞、血管等）的全部 GABA（包括参与能量代谢的细胞内 GABA）。因此，目前尚不清楚组织中 GABA 总量的减少是否会导致局部 GABA 受体神经递质传递的减少。Naaijen 等人以具有兴奋性的谷氨酸作为目标，对抽动障碍患儿的尾状核头部、纹状体和双侧前后扣带回进行了 MRS 分析。结果显示，抽动障碍患儿双侧前扣带回的谷氨酸水平和抽动障碍中的强迫症状呈正相关。前扣带回中较高的谷氨酸水平可能导致"认知控制"（即意志力或意愿）的缺陷，从而导致强迫症状出现。Fan 等人在 MRS 研究中发现，抽动障碍患者丘脑中的磷脂酰胆碱（phosphatidyl choline，PC）水平高于对照组，谷氨酰胺水平则低于对照组。谷氨酰胺是一种非兴奋性的神经代谢物。在神经元释放谷氨酸后，星形胶质细胞通过摄取谷氨酰胺，将其转化为谷氨酸或其他物质，并将其提供给神经元重新合成新的谷氨酰胺。这种谷氨酰胺循环被称为谷氨酰胺 – 谷氨酸循环，在神经递质代谢和神经元功能中至关重要。患者谷氨酰胺与谷氨酸的变化反映了抽动障碍患者存在谷氨酸代谢异常，以及神经兴奋/抑制平衡失调。尽管发现了这些结果，迄今为止，像 D- 丝氨酸和利鲁唑这样的谷氨酸能药物在抽动障碍的治疗中并未证明有效。

总结本节内容，fMRI 技术为抽动障碍的研究提供了多种证据。与结构性 MRI 和 MRS 不同的是，静息态 fMRI 的发现似乎更可能代表抽动障碍本身的特征，能够反映儿童抽动障碍的发病机制。

第三节　颅脑 SPECT

单光子发射计算机断层成像（singlephoton emission computed tomography, SPECT）是一种核医学影像技术，用于观察和评估人体内部器官的功能和代谢活动。SPECT 基于放射性同位素的特性，在扫描过程中患者接受一种放射性同位素的注射，这些同位素会发射单个光子，不同的放射性同位素被不同的器官选择以适应不同的生物过程，一旦放射性同位素被注入体内，它们会通过血液分布到特定的组织或器官并发出光子。SPECT 设备中的旋转摄影仪会围绕患者旋转，检测和记录这些发射光子的位置和强度，然后通过计算机处理和重建技术生成三维图像，显示器官或组织的放射性分布情况。虽然 SPECT 成本较低且更易于获得，但它的空间分辨率相对较低并且扫描时间较长。

对抽动障碍的 SPECT 研究表明，患者额叶、颞叶、基底神经节和小脑等脑区有较广泛的功能改变，多数病例涉及一个以上脑区异常。在抽动障碍患儿中，尾状核、纹状体、前扣带回、颞叶、背外侧前额叶皮层的脑血流灌注较正常人群显著减少，此外还存在双侧前额叶与颞叶灌注不对称的现象。部分抽动障碍患儿的 SPECT 呈现局灶性放射性增高，这是在抽动发作时同步检测到的现象，提示抽动发作时的躯体运动等传入刺激亦可能引起相应皮层区的局部脑血流灌注增高。抽动发作间期，病灶部位表现为局部血流灌注减少，发作期则表现为局部血流灌注增多，这与癫痫发作时的 SPECT 显像结果相似。

第四节　颅脑 PET

正电子发射体层成像（positron emission tomography, PET）利用放射性同位素标记的生物活性分子（通常是葡萄糖）来追踪和测量特定组织或器官的代谢活动。在 PET 检查中，患者会接受一个注射剂量的放射性同位素示踪剂，该示踪剂被选择为在体内发出正电子。这些正电子与体内的电子相遇，产生一对正电子和负电子。正电子与负电子相碰湮灭时，会发出两条相对方向的伽马射线。PET 设备中的环形探测器阵列会检测和记录这些伽马射线的位置和强度，然后通过计算机处理和重建技术生成一个三维图像，显示器官或组织的代谢活动分布。

与其他影像技术（如 CT、MRI）相比，PET 检查更加关注组织和器官的功能和生物学过程，而不仅仅是形态学。它可以提供非常详细和准确的代谢信息。需要注意的是，由于 PET 使用放射性同位素，需要谨慎操作和控制剂量，以确保患儿和医护人员的安全。

PET 和 SPECT 都是基于放射性同位素的核素放射性衰变原理，都使用放射性同位素标记的示踪剂，这些示踪剂在体内发射射线，然后被探测器捕获并生成图像。两者都可以提供生物学过程的功能性图像，如代谢活动、血流量和受体结合等。在成像方面，两种技术的分辨率都在毫米级别，能够显示小尺寸的生物学结构和异常。两者区别在于，PET 使用正电子探测器，而 SPECT 使用伽马相机或伽马探测器。PET 通常使用大量的正电子探测器排列成环形，而 SPECT 使用单个或少量伽马相机。一般情况下，PET 的分辨率比 SPECT 更高，具有更好的空间解析度，能够提供更精确的图像以便于检测到更小的病灶或异常区域。PET 使用短寿命的放射性同位素，如氟 -18（fluorine-18），而 SPECT 使用长寿命的放射性同位素，如锝 -99 m（technetium-99 m）。由于 PET 使用的放射性同位素半衰期短，暴露剂量相对较低，而 SPECT 使用的放射性同位素半衰期长，暴露剂量相对较高。另外，PET 的成像时间通常较短，可以提供更快的结果，而 SPECT 的成像时间较长。总体而言，PET 在空间分辨率和成像质量方面通常优于 SPECT，但 SPECT 检查费用相对更便宜，且更容易获得。

基于长期存在的抽动障碍多巴胺神经递质异常理论，研究人员进行了多巴胺 PET 和 ^{18}F-FDG PET 研究。结果显示，抽动障碍患者与对照组在多巴胺受体结合、多巴胺释放和葡萄糖代谢等方面存在差异。研究结果进一步支持了多巴胺在抽动障碍发病机制中的重要作用。此外，研究人员还提出了抽动障碍症状与特定脑回路（如 CSTC 环路）之间的关系，以及抽动障碍中的神经环路的概念。这些研究为我们更好地理解抽动障碍的神经生物学基础提供了重要线索。

参考文献

[1] FREY K A，ALBIN R L. Neuroimaging of Tourette syndrome. Journal of Child Neurology，2006，21（8）：672-677.

[2] HIENERT M，GRYGLEWSKI G，STAMENKOVIC M，et al. Striatal dopaminergic alterations in Tourette's syndrome：a meta-analysis based on 16 pet and spect neuroimaging studies. Translational Psychiatry，2018，8（1）：143.

[3] BERDING G，MULLER-VAHL K，SCHNEIDER U，et al. [123I]Am281 single-photon emission computed tomography imaging of central cannabinoid cb1 receptors before and after delta9-tetrahydrocannabinol therapy and whole-body scanning for assessment of radiation dose in tourette patients. Biological Psychiatry，2004，55（9）：904-915.

[4] RAUCH S L，WHALEN P J，CURRAN T，et al. Probing striato-thalamic function in obsessive-compulsive disorder and tourette syndrome using neuroimaging methods. Adv Neurol，2001，85：207-224.

[5] MCCANN B，LAM M Y，SHIOHAMA T，et al. Magnetic resonance imaging demonstrates gyral abnormalities in Tourette syndrome. International Journal of Developmental Neuroscience，2022，82（6）：539-547.

[6] SARCHIOTO M，HOWE F，DUMITRIU I E，et al. Analyses of peripheral blood dendritic cells and magnetic resonance spectroscopy support dysfunctional neuro-immune crosstalk in Tourette syndrome. European Journal of Neurology，2021，28（6）：1910-1921.

[7] OPENNEER T, VAN DER MEER D, MARSMAN J C, et al. Impaired response inhibition during a stop-signal task in children with Tourette syndrome is related to adhd symptoms: a functional magnetic resonance imaging study. World Journal of Biological Psychiatry, 2021, 22（5）: 350-361.

[8] SUKHODOLSKY D G, WALSH C, KOLLER W N, et al. Randomized, sham-controlled trial of real-time functional magnetic resonance imaging neurofeedback for tics in adolescents with Tourette syndrome. Biological Psychiatry, 2020, 87（12）: 1063-1070.

[9] ZAPPAROLI L, SEGHEZZI S, DEVOTO F, et al. Altered sense of agency in Gilles De La Tourette syndrome: behavioural, clinical and functional magnetic resonance imaging findings. Brain Communications, 2020, 2（2）: fcaa204.

[10] HERSHEY T, BLACK K J, HARTLEIN J M, et al. Cognitive-pharmacologic functional magnetic resonance imaging in Tourette syndrome: a pilot study. Biological Psychiatry, 2004, 55（9）: 916-925.

[11] ZOUKI J J, ELLIS E G, MORRISON-HAM J, et al. Mapping a network for tics in Tourette syndrome using causal lesions and structural alterations. Brain Communications, 2023, 5（3）: fcad105.

[12] KONG L, LV B, WU T, et al. Altered structural cerebral cortex in children with Tourette syndrome. European Journal of Radiology, 2020, 129: 109119.

[13] DAVILA G, BERTHIER M L, KULISEVSKY J, et al. Structural abnormalities in the substantia nigra and neighbouring nuclei in Tourette's syndrome. Journal of Neural Transmission, 2010, 117（4）: 481-488.

[14] TIKOO S, SUPPA A, TOMMASIN S, et al. The cerebellum in drug-naive children with Tourette syndrome and obsessive-compulsive disorder. Cerebellum, 2022, 21(6): 867-878.

[15] MARTINO D, GANOS C, WORBE Y. Neuroimaging applications in Tourette's syndrome. International Review of Neurobiology, 2018, 143: 65-108.

[16] NIELSEN A N, GRATTON C, CHURCH J A, et al. Atypical functional connectivity

in tourette syndrome differs between children and adults. Biological Psychiatry，2020，87（2）：164-173.

[17] BHIKRAM T，ARNOLD P，CRAWLEY A，et al. The functional connectivity profile of tics and obsessive-compulsive symptoms in Tourette syndrome. Journal of Psychiatric Research，2020，123：128-135.

[18] TIKOO S，CARDONA F，TOMMASIN S，et al. Resting-state functional connectivity in drug-naive pediatric patients with Tourette syndrome and obsessive-compulsive disorder. Journal of Psychiatric Research，2020，129：129-140.

[19] RAMKIRAN S，HEIDEMEYER L，GAEBLER A，et al. Alterations in basal ganglia-cerebello-thalamo-cortical connectivity and whole brain functional network topology in Tourette's syndrome. Neuroimage-Clinical，2019，24：101998.

[20] JI G J，LIAO W，YU Y，et al. Globus pallidus interna in Tourette syndrome：decreased local activity and disrupted functional connectivity. Frontiers in Neuroanatomy，2016，10：93.

[21] LIU Y，WANG J，ZHANG J，et al. Altered spontaneous brain activity in children with early Tourette syndrome：a resting-state fmri study. Scientific Reports，2017，7（1）：4808.

[22] XIA X，LIN Y，LANG B，et al. Characteristics of diffusion tensor imaging of central nervous system in children with Tourette's disease. Medicine，2020，99（22）：e20492.

[23] MARTINO D，HARTMANN A，PELOSIN E，et al. Motor timing in Tourette syndrome：the effect of movement lateralization and bimanual coordination. Frontiers in Neurology，2019，10：385.

[24] SAPORTA A S，CHUGANI H T，JUHASZ C，et al. Multimodality neuroimaging in Tourette syndrome：alpha-[11C] methyl-L-tryptophan positron emission tomography and diffusion tensor imaging studies. Journal of Child Neurology，2010，25（3）：336-342.

[25] ABI-JAOUDE E，SEGURA B，OBESO I，et al. similar striatal d2/d3 dopamine receptor availability in adults with Tourette syndrome compared with healthy controls：A [（11）C]-（+）-Phno and [（11）C] raclopride positron emission tomography imaging study. Human Brain Mapping，2015，36（7）：2592-2601.

第七章

抽动障碍的神经心理学

神经心理学指的是从神经科学的角度对心理学的问题进行研究，它将脑看作是心理活动的物质实体，并对脑和心理或脑和行为的关系进行研究，在人的感知、记忆、言语、思维、智力、行为与脑的功能之间构建出了量的关系。它采用了规范化和数量化的测试方法，对诊断或待诊的脑损伤患者的智力、感觉运动功能、性格等进行评估。神经心理学测验是一种非侵入性、客观定量评价大脑功能状况的方法。不仅可以对大脑损伤患者的大脑功能状态做出判断，还可以对病变的部位、不同的药物或外科治疗的效果及预后做出准确的诊断，从而为患者提供快速的康复方案。"认知功能"指的是人类对信息的加工过程及其与大脑功能的关系，其内容非常丰富，既有视觉动作技能，也有工作记忆，还有排序规划过程。包括注意、记忆、学习、抽象思维、判断、执行等精神活动，是人类通过感知、记忆、思维等过程，对事物的特点或联系进行反应的一种精神活动，即人类对信息的认识和正确地对其进行加工（对信息的接收、编码、存储、提取和使用）的一种精神活动，其依赖于复杂的、互相连接的神经系统作用，同时也是对脑功能的反应。

抽动障碍是一种儿童期起病的神经系统疾病，表现为持续至少一年的突然、重复、无节律的运动和发声。这种疾病在男性中更为普遍，跨文化研究表明，其发生在 0.5% ～ 1% 的年轻人中。这种疾病被认为是由皮质－纹状体－丘脑－皮质回路内抑制失败所致，因为基底节中异常活跃的纹状体神经元会导致不必要的运动和发声的释放。抽动障碍儿童在神经心理方面存在一定的缺陷，在认知方式、神经心理功能等方面表现出一定的特点。抽动障碍表现为行为及认知损害，表明神经系统所受影响不限于基底节。然而，由于基底节在皮层信息传递与整合中起关键作用，因此，抽动障碍并不一定存在大范围的脑功能损害，其表现也可能与皮层－基底节－丘脑环路的紊乱有关。通过对儿童抽动障碍神经心理学的系统研究，可以了解儿童抽动障碍的脑功能状况，为进一步探索儿童抽动障碍的病因和发病机制提供依据，也为全面预防和治疗抽动障碍、提高儿童生活质量提供理论基础。

抽动障碍患儿伴随着一系列的认知、精神及行为方面的问题。大多数抽动障碍患者至少有一种共同发生的神经精神疾病，包括注意缺陷多动障碍、强迫症、焦虑症或愤怒发作。这些共同发生的疾病对功能和生活质量的影响往往比抽动本身更具有负面性，因此在抽动存在的情况下筛查这些疾病是至关重要的。大约一半的抽动障碍患者患有注意缺陷多动障碍，注意力不集中、多动和冲动的症状通常比抽动起病得更早。但目前国内外研究存在较多分歧，如关于抽动障碍是否存在注意缺陷、是否有外化与内化的问题，以及是否有智力结构等方面的问题。造成这个现象的原因在于，有的研究涵盖了 3 种不同的抽动障碍类型；有的只研究了慢性运动或发声性抽动障碍或者 Tourette 综合征；有的将单纯抽动障碍和多动障碍合并为注意缺陷多动障碍，但是大部分没有进行精细的分类，因此得到的结果不能明确是由抽动障碍引起的，还是由与其他症状合并（注意缺陷多动障碍、强迫障碍、品行障碍、学习困难等）引起的。

第一节　个性特点

一、个性的概念

个性，亦称人格，是一个人与环境相互作用而逐渐形成的心理动力系统，它是一个人的各种心理品质的总和。它决定了个体在稳定状态下的行为倾向，从而为我们理解和预测个体行为倾向提供了可靠的依据。

人格的评定采用了描述性的研究方法，使用了问卷、量表、投射测验等进行客观评定。艾森克人格量表、明尼苏达多项人格测试量表、儿童行为检查量表等是常用的评估工具。艾森克人格量表是一个包含90个条目的量表，用于评估儿童和青少年人格方面。这些项目按二分量表进行评分（是=1，否=0）。艾森克人格量表有4个量表，与艾森克的三个人格因素有关：外向质、神经质和精神质，以及一个用来验证有效反应的测谎量表。明尼苏达多项人格测试量表共有566道自述问题，其中有16道是重复问题（主要用来检验被试者回答是否一致），实际上只有550道问题。题目涵盖了身体各个方面（如神经系统、心血管系统、消化系统、生殖系统等）及心理状态，以及对家庭、婚姻、宗教、政治、法律、社会等问题的态度。明尼苏达多项人格测试量表包含10个临床量表：①痴呆症量表：衡量一个人对健康和健康问题的感知和关注程度；②抑郁量表：衡量一个人的抑郁症状水平；③歇斯底里量表：衡量一个人的情绪；④精神病偏离量表：衡量一个人对控制的需要或他们对控制的叛逆；⑤偏执狂量表：衡量一个人无法信任的程度；⑥精神衰弱量表：衡量一个人的焦虑水平和躯体化及强迫症倾向；⑦精神分裂症量表：衡量一个人不寻常地/奇怪的认知、知觉和情感经历；⑧男性化/女性化量表：衡量一个人性别角色认同和性别相关的特质；⑨社会内向量表：衡量一个人内向、胆小、退缩和不善交际等特质；⑩躁狂量表：衡量一个人的能量、兴奋或多动。龚耀先等人（1986）制定了用于评价儿童人格特征的国家常模，它的理论基础是艾森克的多维个性论，他认为个性可以被划分为3个维度，也就是个性的外向性、神经质、精神质；这3个维度的不同层次的排列组合就形成了各种各样的个性。该量表包括内外向性（E）、情绪稳定性（N）、心理质（P）、掩饰性（L）4个量表，主要考察上述3个人格维度；掩饰性量表是测验被试者是否存在

"掩饰"倾向，也就是对被试者回答的不诚实倾向进行测验，同时还能测出被试者的单纯性。情绪稳定性和内外向性均为双向维度，如情绪可以由极稳定向极不稳定转变；与此同时，每一个维度都是相交的，如内向（或外向）者既可以是情绪稳定（或不稳定）者，也可以是有或没有明显的精神质，这样就可以组合成很多类型。儿童版共有88个问题，回答时用"否""是"来回答。根据得分键计算各量表的粗略得分，并依据常模判断被试者在各量表中的位置，如内向或外向、稳定或不稳定等。E：从内到外的性取向。得分高的人性格外向，可能喜欢社交，渴望刺激和冒险，感情上倾向于冲动；分数低的人，性格内向，喜欢安静、内省，除了密友外，对其他人都是沉默寡言，不喜欢刺激，喜欢规规矩矩的生活方式。N：多疑。这是一种正常的表现，而不是一种疾病。分数高可能意味着焦虑、担心，经常郁闷、忧虑、感情强烈以至于做出不合理的举动。P：神经衰弱。这不是心理暗示，而是每个人都会有的症状，只是程度不同罢了。但是，如果一个人的表现力很强，那么这个人的行为就会变得异常。高分意味着孤僻、冷漠，难以适应外界环境，不合群，反应迟钝，不友善，喜欢惹是生非，喜欢做一些稀奇古怪的事情，不怕危险。L：伪装。测试被试者是否有掩饰，是否找借口或隐藏自己，或测试他们的社会朴实和天真程度。掩饰性量表得分与其他量表得分之间存在着一定的关联，但其本身是一个稳定的个性得分。

二、内向化个性特征

抽动障碍儿童有一种内向的性格特点。首先，该疾病的病程很长，在这段时间里，由于儿童患有的抽动障碍，他们所得到的心理反馈与其他疾病不同，他们得不到任何人（包括他们的家人）的理解和同情，而是受到责备、惩罚、厌恶，甚至是敌视。因此，儿童普遍产生或加剧自卑心理，自我过分强调内省，自我注意的强度也逐渐增大，对抽动症状的纠正动机过于强烈，结果却适得其反。再加上经常出现的误诊，导致最初的症状越来越多、越来越复杂、越来越频繁、越来越剧烈，性格也越来越内向。在学校或工作场所遇到的困扰往往会导致歧视，这可能会降低他们的自尊。较差的自我认知和自尊也与强迫症、多动症和焦虑症等精神症状的并存有关。抽动障碍患者的生活质量与他们的自我知觉有关，因此临床治疗应关注他们的自我概念和自尊。其次，儿童在发病前通常已经具有内向的性格特征，这也就意味着，内向的性格可能是疾病发生的原因之一。

尽管抽动障碍的生理和心理机制仍需深入研究，但有一点是可以肯定的，那就是内向性格的人往往比外向性格的人有更强的心理压力，正是因为这种差异，前者积聚的心理能量得不到及时的宣泄，于是改变了宣泄途径，以各种运动性抽动、发声性抽动和强迫症状来宣泄，以维持潜意识心理平衡。尽管抽动障碍患者偶尔表现出不被社会所接受的行为，但他们很少犯下犯罪行为。在临床中，我们可以观察到抽动障碍患儿在发病之前，大多属于内向个性。在发病之后，因为抽动很难被控制，让人觉得很尴尬，影响到了儿童与人的正常交往，使得他们会变得害怕见人，特别是那些比较陌生的人，经常会表现出不合群和沉默少语等。使用 Myers-Briggs 类型指标（MBTI）的 10 个条目的内向 / 外向子量表来评估内向（范围在 0 ～ 10 分），得分越高表示人格类型越内向。MBTI 被发现具有结构效度，它由 4 个独立的量表组成，这些独立量表在性质上是不同的，允许使用这个单一的量表作为一个连续的测量。MBTI 内外倾向子量表在我们的样本中显示出足够的信度（cronbach's α =0.842）。Achenbach 儿童行为检查量表因子组分析发现，抽动障碍儿童在抑郁、强迫行为和交往不良 3 个方面的行为问题得分都很高，分别位于第 93 个百分位、第 92 个百分位和第 94 个百分位，这种异常表现表明其个性内向化问题的水平较高。儿童行为检查量表是儿童情绪、行为和社交方面的重要测量工具，被用作各种行为和情感问题的诊断工具，如注意缺陷多动障碍、对立违抗障碍、品行障碍、儿童抑郁症、分离焦虑、儿童恐惧症，以及其他一些儿童和青少年问题。儿童行为检查量表是由父母完成的，用于检测 6 ～ 18 岁儿童和青少年情绪与行为问题的检查表。该量表由 120 个问题组成，按 3 分制评分（0= 缺席，1= 偶尔发生，2= 经常发生）。项目回复的时间框架是过去 6 个月。儿童行为检查量表由以下症状量表组成：焦虑、抑郁、沉默、躯体主诉、退缩、强迫、多动、攻击行为和犯罪。这些群体属于两个更高层次的因素——内化和外化。

三、神经质个性特征

Eysenck 认为，神经质维度可能与交感、副交感功能及边缘系统的情绪调控相关，反映了情绪的稳定性。艾森克人格量表中的神经质量表主要用于测量被试者的情绪稳定性，前期研究发现，抽动障碍儿童的神经质量表得分显著高于正常儿童，表明该儿童情绪不稳定、易激怒，更易出现焦虑和抑郁，对外界各种刺激反应强烈，情绪被激发后很难平静，有时会出现不合理的冲动行为，并且出现自制力下降的现象。

四、精神质个性特征

精神质维度反映了个体在情绪、行为等方面不同于正常人的特点。艾森克人格量表中的精神质量表主要用于测量被试者的心理变态程度，我们发现，抽动障碍儿童精神质量表的 T 分显著高于正常儿童，这表明抽动障碍儿童的性格比较孤僻、古怪、敏感、多疑、脾气暴躁，适应外界环境的能力较差、具有攻击性、喜欢做一些稀奇古怪的事、不把危险当回事、容易受到伤害、出现不安等持续的心理压力，而且往往会在受到歧视或排斥后症状加重。Cath 等人使用艾森克人格量表对 9 名抽动障碍患者和 8 名强迫障碍患者进行了对比研究，发现抽动障碍患者的精神质与社会性评分存在显著差异，即精神质评分较高，社会性评分较低。研究表明，抽动障碍的人格特征是冲动。

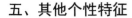

五、其他个性特征

抽动障碍儿童也有敌对的倾向。Shapiro 等使用明尼苏达多项人格测试量表对抽动障碍进行了研究，结果显示，34% 的抽动障碍患者有抑制敌视（inhibition of hostility）的证据。Grossman 等使用明尼苏达多项人格测试量表评估了 29 名抽动障碍患者，并将其与相应的正常对照组进行了对比，结果显示精神分裂症、抑郁症、精神变态、神经衰弱、疑病症等因素均为高得分。儿童抽动障碍可以表现为歇斯底里和妄想症。与一般儿童比较，抽动障碍儿童的心理发育滞后。艾森克人格量表中的掩饰性量表可以有效地反映被试者在被试问题上的掩饰程度。研究发现，抽动障碍患儿的掩饰性量表得分明显低于正常对照组儿童，提示患儿的掩饰能力差，回答问题的态度十分朴实，表明其心理发育有延迟。通过多变量相关分析，发现抽动障碍儿童的掩饰性量表得分与精神质量表得分之间存在着明显的负相关，这说明儿童的心理发育延迟与其自身的精神质个性特点之间存在着一定的联系。

气质是一个人心理活动中神经活动的强度、稳定性、灵活性、持续性等动力特征的反映，是人大脑各级功能活动的动力学特征。它是生物进化的产物，是由个体先天的生理功能决定的，其基础是遗传的，个体在此基础上的活动总是带有它的色彩。从 20 世纪 50 年代开始，Thomos 和 Chess 就对孩子的气质特征进行了深入的探讨。气质是一种十分稳定而持久的心理特性，它是由生物学所决定的。在此过程中，孩子的气质会对孩子的心理活动和行为产生重要的影响，它是孩子性格发展的依据，也是每个孩子的行为表现形式，气质还与孩子的行为问题等有着紧密的联系。中国儿童气质评定量表将幼儿的气质划分为"平易型（E）""中间偏平易型（I-E）""麻烦型（D）""中间偏麻烦型（I-D）""发动缓慢型（S）"5 型。已有的许多文献证明：儿童 D 型、S 型和 I-D 型这 3 种气质类型更容易出现行为异常，特别是 D 型。张风华等通过中国学龄前儿童气质量表（Chinese preschool children temperament scale，CPTS）及中国学龄儿童气质量表（Chinese school children temperament scale，CSTS）对139 例抽动障碍患儿进行测查，并将其结果与中国标准做了对比。结果：抽动障碍的人格类型与正常的孩子有显著差异，且以中间型居多，3 ～ 7 岁的孩子占 73.6%，8 ～ 12 岁的孩子占 75.6%。中间型儿童在心理和行为上表现为对新鲜事物容易接受，但同时也表现出谨慎和胆怯，适应性差；情感丰富，表现为体贴、温顺、乖巧、渴望温暖和舒适，但情感容易变化，容易受到感情的影响，对感情的反应比较激烈；对事情很敏感，一丝不苟，很在乎别人怎么说，但是受不了打击和指责。气质反映的就是神经活动过程最基础的活动特点，气质的生理学基础与大脑中高级中枢的兴奋性和抑制性有着紧密联系，是其最基本的一种形式，就是兴奋活动和抑制活动的水平差异问题，而且反映的是情绪的遗传特性，自然带有明显不易改变的特性。抽动障碍儿童的以上症状就是其兴奋性和抑制性的不平衡。

第二节　智力特点

智力通常被理解为一系列以抽象思维能力为核心的多种认知能力，包括观察力、注意力、记忆力、想象力及思维能力等。在 1904 年，Spearman 提出人类的智力包含一般因素和特殊因素。一般因素是指参与各类智慧活动所必需的基础因素，而特殊因素则是经过专门训练后发展起来，用于特定活动的智力要素。人类的智力无法直接测量，只能通过对智力测验题目的反应来间接评估。智力测验的主要目的是评估智力的整体因素。

智力测试是筛查、鉴别和诊断儿童智力发育水平的重要方法，对儿童未来成就及能力的判定有重要意义。智力测验量表繁多，采用何种测试方式来评估儿童的智力水平，现阶段国际上尚无统一规定。韦氏儿童智力量表修订本（Wechsler intelligence scale for children-revised，WISC-R）是世界范围内广泛使用的一种心理测验，也在我国进行了修订并广泛应用。韦氏儿童智力量表中国修订本（Wechsler intelligence scale for children-revised in China，WISC-RC）是1985年在龚耀先教授领导下进行修订的，其基础是1974年由美国心理学家 Wechsler 所编制的版本。这一修订版的目标是为了更准确地评估儿童智力水平，因此，团队对量表进行了周密的修改和调整。WISC-RC 分为城市和农村两套常模，针对 6～16 岁的儿童进行应用。评估的方法采用个别施测，共包含 12 个分测验，每个分测验的答案都按照严格的标准进行评分，然后将得分汇总为相应的分测验粗分，这些粗分将根据儿童的年龄转化为相应的量表分数，最终计算得出言语智商（verbal intelligence quotient，VIQ）、操作智商（performance intelligence quotient，PIQ）、总智商（full intelligence quotient，FIQ）这 3 项核心智力指数。

韦氏儿童智力量表修订本的结构可分为两大部分：语言分量表和操作分量表。语言分量表主要关注儿童对语言信息的处理能力，这反映了大脑左半球的功能；而操作分量表则更多地涵盖对视觉空间信息的处理，这则反映了大脑右半球的功能。言语智商侧重于评估儿童以语言为主的智力水平，代表着他们在言语方面的智力发展；操作智商则主要反映了儿童在空间感知和操作方面的智力水平，这涉及他们在视觉和动手能力方面的表现；总智商为一个综合指数，提供了关于儿童认知能力水平的全面概述，代表着整体智力水平。深入研究韦氏儿童智力量表修订本的智力结构，因素分析方法的运用至关重要。研究者 Kaufman 提出三因子模型较为切合韦氏儿童智力量表修订本的结构。在这一模型中，常识、类同和理解分测验主要与言语理解因子相关联，体现了儿童在言语领域的认知和理解水平；填图、图片排列、积木，以及迷津分测验则更多地与知觉组织因子相关，突显了他们在视觉组织和空间感知方面的表现；最后，算术、背数和译码分测验主要与记忆 / 不分心因子相关，反映了儿童在这些领域的记忆和专注能力。

　　大部分国际研究认为，抽动障碍患儿的智力水平呈现平均水平，其智商平均约为 100 分，处于正常范围内。国内学者采用了韦氏儿童智力量表中国修订本，对年龄在 7 ～ 14 岁的 39 名抽动障碍患儿进行了智力功能评估。研究结果表明，这些抽动障碍患儿的言语智商、操作智商，以及总智商都在正常范围内，平均智商约为 99 分。与对照组相比，差异并没有显著的统计意义。这一发现表明，抽动障碍患儿的总体智力水平是正常的，与国际研究结果基本一致。在这 10 项分测验中，抽动障碍患儿的背数和译码分测验量表分相对于对照组呈现出有意义的降低。然而，在其余的分测验中，抽动障碍组与对照组之间的量表分并没有明显的差异。这表明抽动障碍患儿的智力结构中的言语理解因子和知觉组织因子并没有明显缺陷，但在记忆 / 不分心因子方面存在一定的缺陷。通过多变量相关分析，研究发现抽动障碍患儿的背数分测验量表分与 Achenbach 儿童行为检查量表的总分之间呈现出显著的负相关。换句话说，背数分测验量表分越低，Achenbach 儿童行为检查量表的总分就越高。由于背数能够反映一个人的注意力能力，临床上大约一半的抽动障碍患儿同时伴有注意缺陷多动障碍。因此，我们可以推测抽动障碍患儿在背数方面的异常可能与这种疾病本身的行为问题存在一定的关联。

　　在研究抽动障碍患儿的智力因素方面，一些研究也涉及了智商边缘状态或高智商的情况。虽然大部分研究认为抽动障碍患儿的智力水平处于平均范围内，智商约为正常水平（约 100 分），但也有个别研究提出了不同的观点，少数研究认为抽动障碍患儿可能存在智力落后（又称为精神发育迟滞）。Erenberg 等人对 200 例抽动障碍患儿进行了调查，结果显示其中 36% 的患儿存在学习问题，而 10% 的患儿则被发现存在精神发育迟滞。此外，何金彩等研究者采用了中国比奈智力量表，对 16 例年龄在 6 ～ 16 岁的抽动障碍患儿进行了评估，研究结果揭示出这些患儿的平均智商呈现出偏低的趋势。这种智商下降的趋势可能与抽动障碍患儿注意力不集中的问题有关，这种问题可能影响了他们的学习能力和潜在能力的发挥。此外，抽动障碍患儿通常伴随着一些性格和行为问题，这可能影响了他们与环境的互动，以及获得实际经验的机会，从而导致智力发展受阻。

基于神经心理学的观点，当言语智商与操作智商之间存在显著差异时，可能暗示着左右大脑半球功能发育不平衡或存在大脑损害的可能性。然而，判断言语智商与操作智商之间的差异是否有意义，并不仅仅取决于两者的绝对值是否相异，还需要进行统计学检验，只有当差异达到一定显著界值（如 $P < 0.05$）时，才能具有重要意义。在这方面，Wechsler 提出，当言语智商与操作智商的差异达到 15 分时才具有意义；而 Kaufman 则认为，当两者差异达到 12 分时即可被视为有意义。许多研究表明，在抽动障碍患儿中，言语智商与操作智商之间的差异较大，差异表现为言语智商与操作智商的差值达到 15 分或 15 分以上，这种情况出现的比例为 22%～55%。然而，在正常抽样人群中，这种差异仅占约总体的 10%。Incagnoli 等对年龄在 10～13 岁的 13 例抽动障碍患儿进行了韦氏儿童智力量表修订本测试，发现其中 31%（4/13）的患儿言语智商与操作智商的差值达到 15 分或 15 分以上。Ferrari 等研究对 10 例抽动障碍患儿进行了神经心理测验，结果显示有 50% 的患儿言语智商与操作智商的差值具有统计学意义（差异在 15 分以上，$P < 0.05$）。这种言语智商与操作智商的巨大差异在普通人群中很少出现，这表明抽动障碍患者可能存在脑功能障碍或脑损害。

有时，人们会将言语智商与操作智商的差值与其他神经心理测验的研究结果联系起来，将其视为偏侧脑功能障碍的证据。通常情况下，那些言语智商与操作智商差值较大的患者可能存在右侧大脑半球或双侧大脑半球功能障碍。

抽动障碍在患儿和成人中均表现出神经心理损害的迹象，研究表明可能主要集中在右侧大脑半球，尤其引人注目的是右颞叶眶额皮层的功能异常，这引起了研究者相当大的兴趣。这是因为中颞叶和眶额皮层与边缘系统之间存在紧密的联系，而皮层功能缺陷可能源自亚皮层结构的异常。然而，在有的研究中，发现言语智商与操作智商的差异达到或超过15分的情况，在抽动障碍组占18%，而在对照组中占17%。这种差异并没有显示出显著的统计学意义，这可能提示抽动障碍患儿的左右大脑半球功能发展水平并未出现明显的不平衡。这一结果与英国Lees等研究的结论相近，他们对50例抽动障碍患者进行了研究，仅有5例（10%）的言语智商与操作智商差异达到15分以上。作者认为这种差异可能归因于不同的患者人口，这种解释合理。值得注意的是，其研究结果与国外的大多数研究结果存在差异，尚不清楚是否与文化背景等因素有关。言语智商与操作智商的差异方向可能呈现出两种情况：一种是言语智商高于操作智商，这可能意味着言语技能的发展优于操作技能，听觉加工模式的发展优于视觉非言语性加工模式，可能导致在实际行动、任务应用方面存在困难，操作能力较差，甚至可能伴随运动性非言语技能的缺陷。另一种情况是操作智商高于言语智商，这可能表明操作技能的发展优于言语技能，视觉的非言语性加工模式的发展优于听觉加工模式，可能导致阅读困难、言语障碍，以及听觉性概念形成技能的缺陷。总的来说，在研究抽动障碍患儿的言语智商与操作智商差异时，我们发现存在一些与国外研究结果不一致的情况，这种差异可能涉及多种因素，而文化背景可能是其中之一。

在Shapiro等的研究中，对22名年龄在16岁以下的抽动障碍患儿进行调查后发现，有54.5%（12/22例）的患儿言语智商与操作智商的差异达到或超过15分，其中有7例患儿的言语智商高于操作智商，而另外5例患儿的操作智商高于言语智商。而在Bomnstein等的研究中，他们对7名年龄介于9～15岁的抽动障碍男孩进行了神经心理测验，结果显示其中4例患儿的言语智商与操作智商的差异达到或超过15分，1例的差异为13分，其中有3例患儿的言语智商高于操作智商。这些研究还发现，年龄较小的患儿智力得分较低，而年龄较大的患儿智力得分较高，这提示神经心理缺陷在抽动障碍病程稍晚时可能变得更为明显。此外，Bornstein 等的研究采用韦氏儿童智力量表修订本对 28 名抽动障碍患儿进行了智力测定。研究结果显示，这些患儿的平均智商在正常范围内，其中言语智商平均为 95.8 分，操作智商平均为 96.3 分。平均言语智商与操作智商之间的差异为 - 0.5（标准差为 14.5）。在这些患儿中，有 5 名患儿的言语智商高于操作智商，另外 5 名患儿的操作智商高于言语智商，而所有患儿的言语智商与操作智商的差异均在 12 分或 12 分以上，这种差异占总体的 36%。

综合而言，这些研究结果显示，在抽动障碍患儿中言语智商与操作智商的差异具有一定的变异性，部分患儿存在明显的差异，可能呈现不同的趋势。然而，这些结果还需要进一步的研究来深入探讨，以更好地理解抽动障碍与智力之间的关系。

第三节　记忆缺陷

感知是人类认识当前环境中事物的心理过程。一旦人们进行感知，这些事物的印象会被保留在大脑中，并不会立即消失；在特定条件下以一定的方式，这些印象会在以后再次显现，这就是通常所称的"记忆"。感知是大脑对当前直接作用的事物反应，与感知不同，记忆则是大脑对过去经验的反映。从信息加工的角度来看，记忆是指信息的输入、加工、存储和检索过程。在生理学上，许多人认为记忆引起了神经元突触功能的暂时性改变，随后导致一系列解剖和生理上的永久性变化。记忆通常被分为长时记忆、短时记忆和瞬时记忆 3 种模式。长时记忆被认为涉及突触结构的延长、神经递质的增加，以及蛋白质合成等永久性变化，甚至可能与细胞遗传密码的改变有关。而短时记忆和瞬时记忆则被认为源自反馈回路，即一种暂时形成的特殊短暂记忆通道。韦氏记忆量表（Wechsler memory scale，WMS）涉及了经历、定向和数字顺序关系（1→100、100→1 和累加）的分测验，这些主要负责长时记忆功能；图片回忆、视觉再认、视觉再生、联想记忆、触觉记忆和理解记忆等分测验则主要涉及短时记忆；而背数分测验则主要涉及瞬时记忆。此外，韦氏记忆量表中的联想学习和理解记忆被用于了解左颞叶功能。在记忆的病理机制方面，研究表明颞叶内侧和双侧海马的损伤可能导致记忆障碍。大量资料也表明，深部脑损伤可能会引起原发性记忆障碍；而大脑皮层表面部位的损伤则可能导致其他类型的记忆障碍，如损害左侧大脑半球表面部分可能会影响言语、听觉、记忆。

进行记忆测验是为了探究记忆功能受损的问题。一些常用的儿童记忆测验量表包括韦氏记忆量表、Rey 复杂图形测验和霍氏儿童神经心理成套测验量表等。Sutherland 等通过对 32 例抽动障碍患者进行神经心理评估发现，韦氏记忆量表的理解记忆功能存在损害，表明左颞叶功能存在缺陷；而韦氏记忆量表中的图片回忆和 Rey 复杂图形测验的记忆临摹和绘图功能受损，这可能暗示抽动障碍患者右侧大脑半球功能存在障碍。我们采用韦氏儿童记忆量表中国修订本（Wechsler memory scale for children-revised in China，WMSC-RC）对抽动障碍患儿的记忆功能进行了测试，结果显示患儿的记忆商（memory quotient，MQ）在正常范围内，表明整体记忆功能正常。在11 项分测验中，抽动障碍组在背数和视觉再生两项分测验的得分明显低于对照组，其中背数异常可能提示瞬时记忆存在缺陷，而视觉再生异常可能暗示短时记忆存在缺陷，这暗示抽动障碍患儿记忆模式中的瞬时记忆和短时记忆可能有一定程度的缺陷，但长时记忆则没有明显缺陷。此外，采用韦氏儿童智力量表修订本对抽动障碍患儿进行测试时发现译码分测验存在异常，可能反映患儿的短时记忆存在缺陷。Bomstein 等使用霍氏儿童神经心理成套测验量表对 28 例患者进行测试，发现部分抽动障碍患者的触觉操作测验评分异常，这可能提示抽动障碍患者伴随着空间记忆能力的缺陷。综上所述，抽动障碍患儿可能还存在一定的视觉记忆缺陷。

不同脑区在人类的记忆功能中扮演着独特的角色。我们发现，左侧大脑半球更加专注于言语学习和记忆，而右侧大脑半球则更紧密地与视觉、空间记忆，以及认知记忆相关。具体而言，言语学习和记忆似乎更倾向于在左侧大脑半球中进行加工，而右侧大脑半球则在掌握视觉和空间信息，以及处理认知记忆方面发挥着更重要的作用。这种不同的侧脑分工在记忆过程中起着关键性的作用。

最近的研究中，陈极寰等科学家采用韦氏记忆量表对 41 例抽动障碍患者进行了深入的测试。他们的研究结果揭示，在与言语有关的联想记忆、心智测验方面，以及与涉及空间知觉记忆的再生和触摸测验中，抽动障碍患者普遍表现出了不同程度的记忆损害。这一发现提示着抽动障碍可能影响了双侧大脑半球的记忆功能。研究进一步强调了抽动障碍患者在处理复杂记忆任务时的挑战，然而，对于相对简单的记忆功能，患者的表现则相对不受影响。

这种关于脑半球分工和抽动障碍记忆问题的研究有助于更好地理解脑部功能在认知和记忆方面的作用。它们为抽动障碍患者的认知症状提供了更深入地洞察，为未来的治疗和干预提供了有价值的线索。

外显记忆及内隐记忆是人类记忆的两种不同表现形式，它们在记忆过程中发挥着各自独特的作用。外显记忆是需要个体有意识参与的记忆形式，涉及对过去经验或已有知识的有意识再现。在这种记忆形式中，个体的个人意识起到了重要的角色，可帮助他们回忆和提取相关信息。相对地，内隐记忆是一种无意识的记忆表现形式，通常在操作过程中自动展现出来，无须经过有意识的提取过程。内隐记忆包括多个方面，如启动效应、技能学习、习惯化，以及条件化等。其中，启动效应可分为语义性启动效应和知觉性启动效应。语义性启动效应指的是先前的语义加工会对随后的语义性操作产生积极影响，以提高反应的正确性或减少反应的时间。而知觉性启动效应则是指之前的视觉刺激会对后续的视知觉任务产生积极影响，同样地提高正确性或减少反应时间。这两种记忆形式，外显记忆和内隐记忆是相互独立存在的记忆系统。外显记忆主要受到间脑或颞叶结构的控制，它涉及了对意识的高度依赖；而内隐记忆则由其他脑结构来调控，显示出一种更为隐匿的、自动化的记忆过程。这两种记忆系统共同作用，丰富了人类对过去经验和已有知识的感知及运用方式。对于认知神经科学研究来说，理解这两种记忆形式的互动和功能定位，将有助于我们更加深入地探索记忆的奥秘。

杨宏宇等研究中，采用了临床记忆量表（clinical memory scale，CMS）的指向记忆和联想学习方法，以及字根补笔测验（知觉性启动效应）和自由联想任务（语义性启动效应）来评估抽动障碍患儿的外显记忆和内隐记忆。研究结果显示，抽动障碍患儿在指向记忆和联想学习方法方面的表现 [分别为（12.05±3.71）分、（11.39±5.54）分] 均显著低于对照组 [分别为（16.19±2.84）分、（14.71±4.53）分]，而在字根补笔测验和自由联想任务方面 [分别为（11.30±11.11）分、（39.14±15.14）分]，与对照组相比前者的差异具有统计学意义，后者的差异则无统计学意义。这表明抽动障碍患儿的外显记忆低于正常儿童，知觉性启动效应也低于正常儿童，而语义性启动效应与正常儿童相似。这一结果进一步支持了外显记忆与内隐记忆是两种相互独立的记忆系统的观点。此外，研究还揭示了知觉性启动效应与语义性启动效应之间的分离。这支持了王常生等提出的观点，即知觉性启动效应与基底神经节有关，这也表明不同形式的内隐记忆在神经学基础上存在差异。综合这些发现，我们可以得出结论，抽动障碍患儿的记忆表现在外显记忆和内隐记忆方面都存在特定的变化，这有助于深入理解抽动障碍患者记忆功能的复杂特点及其与神经学机制的关系。

第四节　注意缺陷

注意（attention）是一种心理活动，指向和集中于特定事物的过程。它表现为积极的心理状态，赋予心理活动特定的方向，使个体能够清晰地感知周围现实中某一特定对象，同时排除其他暂时不相关的刺激。由于人在同一时刻无法感知周围的所有信息，所以注意使个体能够集中精力在少数有意义的对象上。然而，注意本身并非孤立的心理过程，而是伴随着感知、记忆、思维等其他心理过程而存在的一种状态。现代神经生理学和心理学的研究显示，注意涉及多个功能系统，包括大脑皮层（如额叶、颞叶、顶叶）、皮层下结构（如边缘系统、网状激活系统、基底神经节），以及连接基底神经节、丘脑和额叶的通路、投射系统。损伤或影响到这些结构和通路都可能导致注意系统的功能障碍。特别是在高级有意识地注意过程中，大脑额叶扮演着重要的角色。当额叶受到严重损伤时，个体可能无法根据预定的任务集中注意力，无法保持高度专注。需要强调的是，注意不仅仅与大脑皮层有关，脑干的网状结构也在维持注意功能中发挥着关键作用。这些复杂的神经网络和通路相互协作，以确保个体能够适应不同情境下的注意需求，从而实现对外界信息的有效处理。

抽动障碍患儿在注意方面存在缺陷，尤其在涉及较为复杂任务时表现更为明显。这种注意缺陷可能与额叶 - 纹状体神经网络的异常功能有关。Vande Wetering 等的研究对比了 6 名抽动障碍患者和 16 名健康对照者，发现事件相关听觉诱发电位的晚成分（如 P300）在 90 ～ 280 ms 时间段出现异常，这可能反映了抽动障碍患者的特殊注意缺陷。Bomstein 等的研究使用 Knox Cube 测验，发现抽动障碍患儿心理年龄得分相对于实际年龄得分偏低，这提示这些患儿的视觉注意广度存在损害。在 Randolph 等的研究中，他们对 12 对双胞胎中至少有一个患有抽动障碍的单卵双生子进行了神经心理学测验，研究结果显示，他们在注意、视觉空间概念和运动功能方面存在缺陷，而且抽动症状较重的双生子在神经心理缺陷方面表现更为严重。这表明抽动障碍可能具有一种基本特征，即注意力缺陷。目前，关于注意力缺陷、视觉空间概念障碍，以及运动功能障碍的神经基础尚不完全清楚，但值得注意的是，抽动障碍、帕金森病和亨廷顿病在这些神经心理缺陷方面表现出相似性。这种相似性可能暗示这些疾病共享某些受影响的脑区，这些脑区可能位于基底神经节和丘脑皮层环路中。

连续操作测验（continuous performance test，CPT）是一种评估持续性注意功能的方法，通过随机呈现一系列刺激或成对刺激，要求受试者对特定目标做出反应。这一测试被认为能够有效反映受检者的持续性注意能力。Shucard等学者对 22 名抽动障碍男孩和 22 名年龄相匹配的非抽动障碍男孩的注意力进行了 CPT，研究结果显示，抽动障碍患儿在识别靶目标的能力方面表现正常，然而他们的反应时间明显减慢，这种现象可能与努力抑制抽动引起的干扰有关。此外，抽动障碍患儿的注意缺陷不仅与他们自身的注意系统受损有关，还在很大程度上与伴随的 ADHD 有关，其他研究也支持了这一观点。Sherman等对不同组别的儿童进行了 CPT，发现抽动障碍伴 ADHD 组和 ADHD 组表现出持续注意力和冲动控制方面的损害，而抽动障碍组中这种损害较为罕见。此外，Shin 等的研究发现，伴有 ADHD 的抽动障碍组和纯 ADHD 组在认知缺陷方面表现出相似的显著差异，在大多数注意力测试中，ADHD 组的点击错误较抽动障碍伴 ADHD 组更多，这表明伴随 ADHD 可能是导致抽动障碍注意缺陷和认知缺陷的危险因素。Jankovic 指出，抽动障碍患者注意力不能集中的原因可能不仅与伴发的 ADHD 有关，还涉及无法控制的思维干扰、努力抑制抽动引起的干扰，以及治疗抽动障碍药物的镇静效应等因素有关。综合这些研究发现，抽动障碍患者在持续性注意力功能方面存在独特的问题，这与伴发症状和治疗因素密切相关。

另外，一种名为视听整合持续操作测验（integrated visual and auditory continuous performance test，IVA-CPT）的方法也属于 CPT 的一种。该方法通过对 6 岁及以上儿童进行反复的视觉和听觉刺激，观察 4 个认知变量，包括遗漏（未注意到的靶目标数）、错选（对非靶目标做出的反应数）、反应时（反应速度）和稳定性（反应时的标准差），然后利用软件计算得出 22 个原始分数和 6 个综合分数，从而评估患儿的注意力和执行功能。抽动障碍患儿常常伴随注意力不集中的情况，或者同时存在 ADHD。因此，许多研究学者开始运用视听整合持续操作测验来研究抽动障碍。例如，马学梅等进行了一项研究，他们对伴有 ADHD 和没有 ADHD 的抽动障碍患儿，以及正常对照组儿童进行了视听整合持续操作测验，发现即使在没有伴发 ADHD 的情况下，抽动障碍患儿的反应控制能力和持续性注意力也存在损害，而伴发 ADHD 则加重了这种损害。此外，辛晓昱等也使用视听整合持续操作测验对 60 名抽动障碍患儿进行测试，研究结果显示，抽动障碍组儿童在综合注意力得分、听觉注意力得分和视觉注意力得分方面均显著低于正常对照组儿童，这提示抽动障碍患儿的注意力存在损害。综上所述，视听整合持续操作测验作为一种评估持续性注意功能的方法，已经被广泛应用于抽动障碍的研究中。通过该测试，研究人员能够更好地理解抽动障碍患儿在注意力方面的问题，并且可以进一步探讨 ADHD 在其中的作用。

第五节　感知觉缺陷

感知是大脑对直接作用于感觉器官的事物个别属性所产生的反应，它涵盖了诸如光线等刺激在感觉器官中引发的基本、即时的经验。与此不同，知觉是大脑对直接作用于感觉器官的事物整体性特征的反映，它涉及对感觉输入进行整合、组织和精细加工的过程，在这个过程中大脑皮层进行了复杂的信息处理。需要指出的是，知觉不仅受到感觉的直接影响，还受到记忆、动机、期望等高级心理活动的影响。尽管感觉只发生在知觉感受器的水平上，但知觉则是一个更为复杂的认知过程，涉及了更高层次的信息加工和分析。

抽动障碍患儿在空间技能、运动技能和图解技能等方面呈现缺陷。多项研究证实了抽动障碍患儿在视觉空间技能方面存在问题，如在积木、译码、道路追踪测验和适应速度变化等任务中表现出困难，以及在记忆的临摹和绘画方面也显示出缺陷。Bornstein 等使用修订后的韦氏儿童智力量表对 7 例抽动障碍患儿进行智力测定，发现积木和拼图分测验的得分较低，这表明患儿可能存在视觉空间组织能力的不足。抽动障碍患儿在视觉运动技能方面存在缺陷，这可能暗示右侧大脑半球功能的异常。此外，抽动障碍患儿在书写运动、非运动性视知觉和接受言语技能等方面也呈现一定程度的缺陷。总体而言，抽动障碍患儿的总体认知水平通常并没有明显问题，而是在特定认知功能区域存在缺陷，主要集中在视觉运动和视觉图解方面。这些结果揭示了抽动障碍患儿在视觉空间技能、视觉运动技能和视觉结构技能等方面存在缺陷，这或许表明右侧大脑半球功能障碍的程度较左侧更加显著。

抽动障碍患儿在视觉实践能力方面存在缺陷，这一问题可以从译码、模仿和书写、算术等神经测验的结果中得以反映。Thompson 等报道，在 4 例抽动障碍患者中有 2 例在译码分测验中的得分最低。患儿的译码操作异常，与记忆的模仿和绘图操作异常一样，且在道路追踪测验的适应速度变化方面也表现出问题。另一项研究由 Incagnoli 等进行，他们对 13 名年龄在 10～13 岁的抽动障碍患儿进行了神经心理成套测验。结果显示，这些患儿在韦氏儿童智力量表修订本的译码分测验中平均得分最低，与其他分测验的平均得分相比存在显著损害。此外，在广泛成就测验的算术分测验中，患儿的平均得分也较低。在Bender-Gestalt 视觉运动测验中，视觉运动差异分相对实际年龄来说低了 16 个月。这种非结构性视觉实践能力的缺陷被认为可能是原发性皮层损害或基底神经节神经生理功能失调的继发结果。

Ferrari 及其团队的研究发现，抽动障碍患儿的视知觉功能存在损害。然而，他们对 Incagnoli 等学者的观点提出了疑问，认为抽动障碍可能存在视觉运动整合问题，这或许更准确地解释了其视知觉功能的障碍，而不是非结构性视觉实践能力的缺陷。为了评估这一情况，有学者采用了本顿视觉保持测验（Benton visual retention test，VRT），这是一种简便快捷的非言语性神经心理测试方法，主要用于评估视知觉、视觉记忆和视空间结构能力，该测试在一定程度上可以反映大脑半球功能状况。在此研究中，对 48 例患有 Tourette 综合征的儿童进行了 VRT，以评估其视感知功能。结果显示，Tourette 综合征组在 VRT 中的所有正确得分和错误得分与对照组相比没有显著差异。这表明，Tourette 综合征患儿的视觉记忆和视结构能力与正常儿童相当，提示 Tourette 综合征患儿可能没有视空间能力问题，而是存在着与视觉记忆整合和视觉运动协调功能相关的障碍。

抽动障碍患儿在广泛成就测验的算术分测验上的表现较拼写和阅读分测验要差。然而，在韦氏儿童智力量表修订本的算术分测验中，抽动障碍患儿的测验得分仍处于正常范围之内。这种差异可能是因为广泛成就测验的算术分测验是一项涉及书写的任务，需要在短时间内要求患者解决尽可能多的问题；而相比之下，韦氏儿童智力量表修订本的算术分测验则要求患者在不使用纸和笔的情况下进行一系列心算问题的解答。因此，认为抽动障碍患儿在算术方面的差异并非源自心算能力，而更可能是在需要视觉运动技能的情境下才表现出算术困难。Bomstein 等对 100 例年龄介于 6～18 岁的抽动障碍患者进行了霍氏儿童神经心理成套测验，研究结果显示，在感知觉和精神运动性任务方面，抽动障碍患者表现出异常，这可能暗示了亚皮层或基底神经节方面的异常情况。此外，研究还发现抽动障碍患者的起病年龄较晚，以及复杂抽动症状的出现与神经心理损害之间存在相关性。

第六节　执行功能缺陷

在认知神经科学领域，执行功能（executive function，EF）已成为继智力、注意、学习记忆、语言等认知功能研究之后的重要前沿课题。威斯康星卡片分类测验（Wisconsin card sorting test，WCST）是一种被广泛采用的认知神经心理测定方法，用于评估额叶执行功能，它是基于个体的过往经验来进行问题解决，可测定抽象能力、概念形成、选择性记忆和认知转移等认知过程，主要反映了额叶执行功能的表现。赵建华等的研究利用 WCST 对 53 名抽动障碍且共患注意缺陷多动障碍、强迫障碍的患儿进行了评估，研究结果显示，与对照组相比，抽动障碍患儿在 WCST 中的错误应答数、持续错误数、非持续错误数、完成分类数，以及概念化水平数等分量表指标分数显著增加，分别为（19.32±1.31）分、（5.04±0.67）分、（14.28±0.86）分、（3.64±0.25）分、（52.08±2.94）分，而对照组则为（12.61±0.88）分、（2.73±0.28）分、（9.88±0.73）分、（5.24±0.21）分、（66.83±2.42）分，这些差异具有统计学意义。增加的持续错误数反映出患者在任务完成过程中表现出较强的病理惰性和黏着性，难以有效地利用反馈信息进行认知转移和任务决策的调整。同时，患者在纠正错误策略方面也存在困难，显示认知灵活性下降。非持续错误应答数的增加可能与患者分类概括能力的受损有关，同时也可能与工作记忆容量的下降有关。完成分类数反映了受试者的分类概括水平，以及大脑的任务管理能力。相比单纯抽动障碍患儿，正常儿童的分类成绩显著增高，这说明抽动障碍患儿在这方面的能力下降。概念化水平数与抽象概念能力相关，同时也反映了概念的保持能力，这种认知能力需要额叶适当的功能，提示抽动障碍患儿的认知稳定性较差。总之，这项研究表明抽动障碍患儿在执行功能方面存在一定程度的损害，且与其运动性抽动的严重程度和整体功能受损程度有关。

当抽动障碍与注意缺陷多动障碍等共同存在时，认知功能受损通常更为显著，这种共患病对抽动障碍的执行功能产生明显影响。研究表明，与单纯抽动障碍患者相比，共患注意缺陷多动障碍的患者在执行功能方面的损害较小且知觉整合程度较高。注意缺陷多动障碍伴抽动障碍的患者在认知功能水平上明显低于只有抽动障碍的患者。同时，伴有注意缺陷多动障碍和强迫障碍的抽动障碍患者中，中枢抑制功能较差，认知损害程度更严重。

在一项由季卫东等进行的研究中，对 86 例 Tourette 综合征患者进行了神经心理学测验，结果显示，病例组在注意、执行功能等方面的表现不及对照组，这提示 Tourette 综合征存在普遍的执行功能损害，涉及注意、转换和抑制功能等。这种执行功能的受损会影响患者的抑制、计划和信息编码能力，从而导致一系列临床症状，如抽动、注意缺陷和学习能力受损。与共患病因素相关的研究表明，注意缺陷多动障碍共患组在几乎所有测验项目中与对照组相比均存在显著性差异。相比之下，单纯 Tourette 综合征组在某些项目上与对照组相比并无统计学差异，如 Stroop 测试（一种心理学实验，用来研究选择性注意和反应抑制）的正确数、错误数和纠错数。这提示共患病因素可能加重了 Tourette 综合征的执行功能损害。此外，还有研究发现，共患注意缺陷多动障碍的 Tourette 综合征患儿在执行功能损害方面表现出独特性，并且与症状严重程度相关。因此，共患病因素可能对 Tourette 综合征的执行功能和社会功能造成影响。目前，有关抽动障碍执行功能的研究普遍强调共患病的影响，即抽动障碍的执行功能受损通常是由共患病导致的，特别是注意缺陷多动障碍和强迫障碍。相对于抽动障碍本身，执行功能受损的情况相对较为有限，主要涉及反应抑制和词汇流畅等方面，有些甚至可能并未受损。

Channon 等提出了一种"现实生活问题解决法"来评估抽动障碍患者的执行功能。该方法要求受试者观看现实生活中常见困难场景的短片，然后要求他们回忆和描述视频内容，并提出多种可能的解决方案，最后从中选择最合适的解决方案。受试者的方案会经过客观评价和打分，同时在每个场景中提供 5 个客观解决方案，要求受试者自行判断并对解决方案排序。这种方法可以评估受试者的注意力、记忆力、组织和策划能力、认知转换能力、目标定位，以及分析判断能力。同时，还采用了传统的执行功能评估工具，如 WCST、Hayling 测验、六元素测验、故事回忆测验等。研究结果显示，在"现实生活问题解决法"的测试中，抽动障碍患者所提出的解决方案无论是数量还是质量均低于正常对照组，对客观方案的判断也存在缺陷。与此相对应，传统测试结果揭示抽动障碍患者的部分执行功能存在损害。两种测试方法得出的结论略有差异，研究者解释称，"现实生活问题解决法"的测试中加入了情感因素和知识结构，因此更能真实地反映受试者的执行功能。抽动障碍患者的执行功能损害与涉及大脑正中前额叶皮层的额叶 – 纹状体通路功能障碍相关。

第七节　生活质量问题

生活质量（quality of life）是个体对生活总体满意程度，以及对个人健康感受的综合反映。这涵盖了身体功能、精神状态、社会能力等方面的主观评价，呈现了个人的全面心理状况。近年来，成人生活质量问题已引起心理学研究者和临床专家的广泛关注，这类研究提供了探讨心理障碍机制和制定预防措施的新途径。与此相比，儿童和青少年生活质量方面的应用研究相对较少。王晨阳等使用主观生活质量问卷（inventory of subjective life quality，ISLQ）对 31 名抽动障碍患儿的生活质量进行了评估，并将其与正常学龄儿童进行了对比。研究结果显示，抽动障碍患儿的生活质量明显低于正常儿童。与正常儿童相比，抽动障碍儿童在家庭生活、同伴关系和学校生活的主观满意度方面较低，自我评价较差，情绪较为负面，上述结果可能与抽动障碍的临床症状有关。这类患儿常表现出全身多部位的不自主抽动和喉咙不自主发声等现象。这些症状通常被教师和家长误认为是坏习惯，或被视为患儿有意地"捣蛋"行为。因此，在确诊前，这些患儿常受到教师和家长的指责，甚至在学校中成为同学们取笑的对象。一旦确诊为抽动障碍，患儿的父母可能会感到内疚，因此可能会过度保护和溺爱患儿，导致他们在社会交往中的不适应甚至社交困难，患儿可能对被确诊为抽动障碍感到羞耻。因此，除了使用药物来控制抽动症状外，还应提供系统的心理治疗，普及抽动障碍的知识，消除患儿不必要的担忧，提高家长、教师和儿童对这种疾病的正确认识，培养患儿独立解决冲突的能力，以提高患儿的生活质量。研究结果还发现，与女性患儿相比，男性患儿在同伴关系和学校生活的主观满意度较低，这可能提示男性患儿更容易出现同伴交往问题和学校适应问题，因此在心理治疗中应予以充分重视。此外，研究还指出，在大家庭环境中成长的患儿对同伴关系的满意度较核心家庭或单亲家庭中成长的患儿要高，这可能表明较为复杂的家庭人际关系可能有助于促进患儿与同伴的交往能力。

第八节　药物的影响

在抽动障碍患儿接受药物治疗的过程中，需要特别关注药物对认知功能的潜在负面影响。在评估抽动障碍患者的神经心理功能时，一个潜在的问题是一些患者可能在进行神经心理测验时已经接受了氟哌啶醇或其他药物治疗。鉴于氟哌啶醇等药物可能对学习和行为产生影响，因此在分析抽动障碍患者的神经心理缺陷时，必须考虑药物的影响因素。氟哌啶醇等药物可能成为影响抽动障碍患者认知功能的混杂变量。

已有多项研究探讨了氟哌啶醇等药物对抽动障碍患者认知功能的影响。

大部分研究认为氟哌啶醇等药物对抽动障碍患者的神经心理功能没有显著影响。例如，Shapiro 等在对 50 例抽动障碍患者进行神经心理测验时，其中 27 例患者接受了氟哌啶醇等药物治疗，与未服药的抽动障碍患者进行比较后发现，言语智商与操作智商的差异无显著意义。Sutherland 等对抽动障碍患者和对照组（包括正常人、学习困难患者和精神分裂症患者）的神经心理模式进行比较，认为抽动障碍患者的神经心理缺陷源于疾病本身，而非药物治疗所致。其他研究也支持了药物对抽动障碍患者神经心理功能无影响，如对 96 例 6～18 岁的抽动障碍患者进行的研究结果显示，未服药组和服药组在神经心理测验方面无明显差异。另外，一项对 65 例抽动障碍患者的研究发现，服药前后的智力测验结果无差异，显示氟哌啶醇对智力没有影响。此外，我们对 39 例服用氟哌啶醇或硫必利等药物的抽动障碍患儿进行了神经心理测试，结果发现药物对患儿的智力、个性和行为均没有显著影响。然而，也有研究指出，服药组患者出现的焦虑、抑郁、攻击和强迫症状较未服药组更为突出。虽然一些服药组患者的情绪调节问题可能与抽动障碍的病情严重程度有关，但药物对此并没有直接影响，可能与患儿及家长对药物副作用过分担忧，如担心药物会影响智力等方面有关。

只有少数研究认为氟哌啶醇等药物可能对抽动障碍患者的神经心理功能产生一定影响。Joschko 等提出，抽动障碍患者的某些神经心理缺陷可能与长期使用氟哌啶醇所引起的副作用有关。氟哌啶醇的使用可能会导致注意力不集中和轻微记忆障碍等副作用。治疗抽动障碍常采用的药物，如氟哌啶醇，可能对学习和行为产生影响。一项关于利培酮与氟哌啶醇治疗抽动障碍对认知功能影响的对照研究结果表明，利培酮组对抽动障碍患儿的认知功能不仅未使其受损，还可能有改善作用；而氟哌啶醇可能对认知功能造成一定程度的损害。该研究的分析认为，在使用氟哌啶醇后，患者的认知功能可能出现下降，这可能与氟哌啶醇的镇静效应、抗胆碱能作用，以及与其他药物（如苯海索）的联合使用等因素有关。抗精神病药物的抗胆碱能作用可能会刺激腺苷受体，导致注意力、记忆和学习等认知功能的减退。而苯海索是一种抗胆碱能药物，与氟哌啶醇合并使用可能进一步损害患者的认知功能，从而影响生活质量。利培酮作为多巴胺 D_2 受体和 5- 羟色胺受体平衡拮抗剂，其抗胆碱能作用较小，无明显的过度镇静作用，且减少了锥体外系副作用，减少了与其他抗胆碱能药物（如苯海索）的合用，因此可能有助于维持和改善抽动障碍患者的认知功能。在促进抽动障碍患者全面康复方面，除了症状要控制外，恢复正常的学业和生活也至关重要。因此，将利培酮作为治疗抽动障碍的首选药物可能是一个有益的选择。

我们使用修订版的韦氏儿童记忆量表对 17 名正在服用氟哌啶醇等药物的抽动障碍患儿的记忆功能进行了测试，并将结果与 22 名未使用药物的抽动障碍患儿进行了比较。研究结果显示，服药组的记忆商显著低于未服药组，差异具有显著性，这表明氟哌啶醇等药物可能对抽动障碍患儿的整体记忆功能产生影响。进一步分析发现，服药组在理解记忆和累加两项测验中的得分明显低于未服药组。理解记忆测验反映短时记忆功能，而累加测验反映长时记忆功能，这提示氟哌啶醇等药物可能对抽动障碍患儿的短时记忆和长时记忆产生一定的影响。考虑到氟哌啶醇等药物可能对抽动障碍患儿的记忆功能造成一定影响，因此，有些研究者提出，在临床上，对于大多数轻度抽动障碍患者，可能不必采用药物治疗，而应更加关注心理行为治疗，以尽量减少或避免潜在的药物副作用。至于氟哌啶醇等药物对抽动障碍患儿部分记忆功能的影响，以及在停药后是否能够恢复正常，目前尚不清楚，需要进一步的研究来阐明。

从药理学的角度来看，氟哌啶醇属于丁酰苯类药物，其作用机制包括阻断多巴胺 D_2 受体与腺苷酸环化酶的偶联，这可能导致影响第二信使系统的功能。因此，与记忆有关的神经递质，如乙酰胆碱等可能会受到干扰，从而解释了氟哌啶醇对抽动障碍患儿记忆功能的负面影响。此外，硫必利（泰必利）属于苯酰胺类药物，它不会抑制腺苷酸环化酶，因此对与记忆相关的神经递质功能没有明显影响。一些研究者认为，硫必利（泰必利）可能对抽动障碍患儿的记忆功能不会产生影响。然而，需要指出的是，记忆及记忆力受损的机制相当复杂，同时也与其他心理过程，尤其是注意力过程密切相关。由于抽动障碍患者存在着复杂的心理和行为障碍，他们的不自主抽动、注意力障碍等相关症状在一定程度上可能影响了他们在记忆测试中的表现。因此，抽动障碍患者的记忆功能受损可能与多种因素交织在一起。未来的研究可能需要进一步探讨，以揭示抽动障碍患者记忆功能受损可能的神经生物学基础。

参考文献

[1] 何光远，王共强. Tourette 综合征认知功能的研究进展. 中国儿童保健杂志，2012，20（6）：522-524.

[2] 汪萍，汪晓炜，黄成玲，等. Tourette 综合征患儿人格特征分析. 中国儿童保健杂志，2008，16（4）：447-449.

[3] 徐桂凤，静进，麦坚凝，等. 抽动障碍儿童在绘人测验上的反应特征研究. 中华行为医学与脑科学杂志，2011，20（5）：437-438.

[4] 匡桂芳，傅平，吴爱勤，等. 注意缺陷多动障碍共患抽动障碍儿童智力特征研究. 中国儿童保健杂志，2010，18（7）：598-601.

[5] 刘智胜. 抽动 – 秽语综合征的神经心理研究进展. 国外医学（儿科学分册），1994，21（3）：116-120.

[6] 刘智胜，林庆. Tourette 综合征的神经心理缺陷及其与血浆催乳素含量的关系. 中华儿科杂志，1996，34（2）：84-87.

[7] 刘智胜，吴革菲，胡家胜，等. Tourette 综合征患儿的情绪问题和适应行为及视感知功能研究. 中国实用儿科杂志，2005，20（8）：485-487.

[8] 辛晓昱，周长虹，陈娟，等. 抽动障碍儿童智力与注意力特征研究. 中国儿童保健杂志，2011，19（3）：252-254.

[9] 张银波，郭兰婷. 抽动秽语综合征执行功能测试工具及研究进展. 山东精神医学，2006, 19（1）：66-68.

[10] 李惠琳，杜亚松，孙锦华，等. 抽动障碍患儿执行功能损害特征的研究. 临床精神医学杂志，2011, 21（5）：295-298.

[11] 范松丽，王平，李进华. 抽动障碍儿童心理行为调查分析. 中国健康心理学杂志，2009, 17（10）：1165-1166.

[12] 谷红丽，陈虹. 抽动障碍儿童的行为及家庭环境研究进展. 中国妇幼保健，2012, 27（33）：5409-5411.

[13] 贺莉娜，夏颖，冀永娟，等. 伴与不伴 ADHD 的抽动障碍患儿个性与生活质量特征研究. 中国儿童保健杂志，2012, 20（1）：61-63.

[14] 匡桂芳，谢桂芹，夏颖，等. 注意缺陷多动障碍共患抽动障碍儿童生活质量研究. 中国儿童保健杂志，2010, 18（12）：991-993.

[15] EDDY C M, RIZZO R, CAVANNA A E. Neuropsychological aspects of Tourette syndrome：a review. J Psyehosom Res, 2009, 67（6）：503-513.

[16] CAVANA A E, EDDLY C, RICKARDS H E. Cogaitive funetioning in Tourelle syndrome. Disev Med, 2009, 8（43）：191-195.

[17] CAVANNA A E, ROBERTSON M M, CRITCHLEY H D. Schizotypal personality traits in Gilles de la Tourette syndrome. Acta Neurol Scand, 2007, 116（6）：385-391.

[18] ROBERTSON M M, WILLIAMSON F, EAPEN V. Depressive symptomatology in young people with Gilles de la Tourette Syndrome--a comparison of self-report scales. J Affect Disord, 2006, 91（2/3）：265-268.

[19] DEBES N M, LANGE T, JESSEN T L, et al. Performance on Wechsler intelligence scales in children with Tourette syndrome. Eur J Paediatr Neurol, 2011, 15（2）：146-154.

[20] CHANNON S, PRATT P, ROBERTSON M M. Executive function, memory, and learning in Tourette's syndrome. Neuropsychology, 2003, 17（2）：247-254.

[21] EDDY C M, RICKARDS H E, CAVANNA A E. Executive functions in uncomplicated Tourette syndrome. Psychiatry Res, 2012, 200（1）：46-48.

[22] EDDY C M, MITCHELL I J, BECK S R, et al. Social reasoning in Tourette syndrome. Cogn Neuropsychiatry, 2011, 16（4）: 326-347.

[23] KHALIFA N, DALAN M, RYDELL A M. Tourette syndrome in the general child population: cognitive functioning and self-perception. Nord J Psychiatry, 2010, 64（1）: 11-18.

[24] MCGUIRE J F, HANKS C, LEWIN A B, et al. Social deficits in children with chronic tic disorders: phenomenology clinical correlates and quality of life. Compr Psychiatry, 2013, 54（7）: 1023-1031.

[25] CAVANNA A E, DAVID K, BANDERA V, et al. Health-related quality of life in Gilles de la Tourette syndrome: a decade of research. Behav Neurol, 2013, 27（1）: 83-93.

[26] NISSEN J B, PARTNER E T, THOMSEN P H. Predictors of therapeutic treatment outcome in adolescent chronic tic disorders. BJPsych Open, 2019, 5（5）: 1-6.

[27] CONELEA C A, WELLEN B C M. Tic treatment goes tech: a review of TicHelper. com. Cogn Behav Pract, 2017, 24（3）: 374-381.

[28] STIEDE J T, ALEXANDER J R, WELLEN B, et al. Differentiating tic-related from non-tic related impairment in children with persistent tic disorders. Compr Psychiatry, 2018, 87: 38-45.

[29] SAMBRANI T, JAKUBOVSKI E, MÜLLER-VAHL K R. New insights into clinical characteristics of Gilles de la Tourette syndrome: findings in 1032 patients from a single German center. Front Neurosci, 2016, 10: 415.

[30] JOHNSON K A, WORBE Y, FOOTE K D, et al. Tourette syndrome: clinical features, pathophysiology, and treatment. Lancet Neurol, 2023, 22（2）: 147-158.

[31] PEACOCK D J S J, YONEDA J R K, SIEVER J E, et al. Movement disorders secondary to novel antiseizure medications in pediatric populations: a systematic review and meta-analysis of risk. J Child Neurol, 2022, 37（6）: 524-533.

[32] ClAUDIO-CAMPOS K, STEVENS D, KOO S W, et al. Is persistent motor or vocal tic disorder a milder form of Tourette syndrome? Mov Disord, 2021, 36（8）: 1899-1910.

[33] CAO X, ZHANG Y, ABDULKADIR M, et al. Whole-exome sequencing identifies genes associated with Tourette's disorder in multiplex families. Mol Psychiatry, 2021, 26 (11): 6937-6951.

[34] OPENNEER T J C, HUYSER C, MARTINO D, et al. Clinical precursors of tics: an EMTICS study. J Child Psychol Psychiatry, 2022, 63 (3): 305-314.

[35] SZEJKO N, ROBINSON S, HARTMANN A, et al. European clinical guidelines for Tourette syndrome and other tic disorders-version 2.0. Part I: assessment. Eur Child Adolesc Psychiatry, 2022, 31 (3): 383-402.

[36] FAN F, HAO L, ZHANG S, et al. Efficacy of the Jingxin Zhidong formula for tic disorders: a randomized, double blind, double dummy, parallel controlled trial. Neuropsychiatr Dis Treat, 2022 (2), 18: 57-66.

[37] WILKEN M, CERQUETTI D, ROSSI M, et al. Low-frequency oscillations at the limbic globus pallidus internus seem to be associated with premonitory urges in Tourette's syndrome. Mov Disord, 2021, 36 (12): 2966-2967.

[38] FENG P, LI Y, SHANG J, et al. Effects of Changpu Yujin decoction on synaptic ultrastructure, synaptophysin and postsynaptic density 95 protein in rats with Gilles de la Tourette syndrome. Chin J Integr Tradit West Med, 2022, 42: 1376-1382.

[39] ZHENG J, YU L E, ZHANG Y. Effect of Jianpi Pinggan decoction and radix Puerariae combined with external therapy on children with attention deficit hyperactivity disorder complicated with Gilles de la Tourette syndrome. J Pract Clin Med, 2021, 25: 63-66.

▶▶▶ **第八章**

抽动障碍的诊断

第一节　目前诊断存在的问题

　　抽动障碍是一种神经发育障碍性疾病，其发病机制尚未明确，可能是遗传、心理、环境因素及免疫等共同作用的结果。目前抽动障碍的诊断缺乏特异性指标，主要采用临床描述性诊断方法，即根据患儿的临床表现（病史及临床症状）进行诊断，因此，在临床工作中，首先需详细询问病史，这是正确诊断的前提；其次认真做好体格检查（包括神经、精神检查）和进行必要的辅助检查，主要目的在于明确共患病的诊断及排除其他疾病。

　　约半数以上的抽动障碍患儿共患至少一种行为障碍或神经精神障碍，如注意缺陷多动障碍、强迫障碍、焦虑症、抑郁症、睡眠障碍、暴怒发作等，给疾病的诊断增加了困难和挑战。另外，对于抽动障碍的诊断，需排除肝豆状核变性、风湿性舞蹈症、癫痫发作等。抽动障碍患儿一般无特异性异常，仅少数的抽动障碍患儿可有非特异性改变，脑电图检查、诱发电位、神经影像学检查、心理测验及实验室检查等并非抽动障碍患儿的常规检查，只能作为抽动障碍诊断的辅助依据，如脑电图检查可发现一些抽动障碍的患儿背景活动慢化或不对称等，有助于与癫痫发作相鉴别。近年来，神经影像学技术包括功能性磁共振成像、结构性磁共振成像、磁共振波谱、正电子发射体层成像等应用增多，功能性磁共振成像揭示了抽动障碍患儿脑内认知功能区域存在激活后功能连接异常，结构性磁共振成像则揭示抽动障碍患儿双侧腹侧壳核、左侧海马、丘脑体积增大，尾状核体积变小，额叶、枕叶皮质变薄，影像学检查的目的是排除基底节区等部位的器质性病变；溶血性链球菌素O抗体、红细胞沉降率、铜蓝蛋白、微量元素、类风湿因子等实验室检查有助于鉴别诊断及明确诱发因素。

抽动障碍的临床表现多样，易被漏诊及误诊，造成延误诊断的原因有以下几个方面。

（1）临床医生对抽动障碍认识不足，将喉肌抽动导致的干咳误诊为慢性咳嗽或咳嗽变异性哮喘；将眨眼、皱眉样抽动误诊为结膜炎；将皱鼻子样抽动误诊为慢性鼻炎等。

（2）家长未引起重视，多认为是患儿存在的不良习惯，未带患儿就诊；或被医生告知是抽动障碍时，家长不认同，反对就诊，从而使确诊的时间延后。

（3）轻度抽动障碍患儿对症状有一定的控制能力，有意掩盖症状使得医生和家长不易察觉。

抽动障碍从病因学分类，可以分为原发性抽动障碍和继发性抽动障碍。Tourette综合征、短暂性抽动障碍、慢性抽动障碍、迟发性抽动障碍，以及难治性抽动障碍均属于原发性抽动障碍，继发性抽动障碍主要由以下原因引起。

（1）遗传因素：如三体综合征、脆性X综合征、结节性硬化症、神经棘红细胞增多症等。

（2）感染因素：链球菌感染、脑炎、神经梅毒、克-雅病等。

（3）中毒因素：如一氧化碳、汞、蜂毒等中毒。

（4）药物因素：如哌甲酯、卡马西平、拉莫三嗪、苯巴比妥、苯妥英、可卡因、安非他明、匹莫林等。

（5）其他因素：脑卒中、发育障碍、神经变性病、头部外伤等。

第二节　诊断方法

抽动障碍目前缺乏特异性诊断指标，主要采用临床描述性诊断方法，即依据患儿的临床症状及相关伴随精神行为表现进行诊断。正确诊断的前提是详细的病史询问，此外还需体格检查，包括精神检查及必要的辅助检查，检查的目的在于排除其他疾病及明确共患病。

脑电图、神经影像学、实验室检查一般无特异性改变，且并非抽动障碍患儿的常规检查项目，可选择相关检查用于辅助诊断抽动障碍共患病及排除其他疾病，上述检查中仅少数患儿存在非特异性改变，如脑电图检查可见少数抽动障碍患儿背景活动慢化或不对称，可助于鉴别癫痫发作；头颅 MRI 检查可见少数抽动障碍患儿存在尾状核体积偏小、脑室轻度扩大、外侧裂加深、额叶及枕叶皮质稍薄等非特异性改变，主要用于排除基底节等部位的器质性病变；红细胞沉降率、抗链球菌溶血素 O 抗体、类风湿因子、微量元素、铜蓝蛋白、病毒抗体的实验室检查有助于确定一些常见的病因或用于鉴别诊断。

第三节　诊断流程

抽动障碍的临床诊断需详细询问病史，进行体格检查及相关辅助检查。需要与患儿直接交流，观察抽动和一般行为表现，知道症状的主次、范围、演变规律及发生的先后过程。具体诊断流程可见图 8-1。

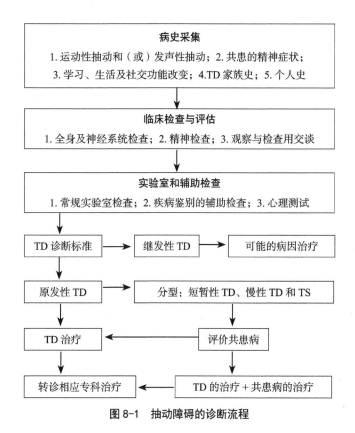

图 8-1　抽动障碍的诊断流程

第四节　诊断标准

　　根据疾病的临床特点及病程长短，抽动障碍可分为 3 种类型，包括短暂性抽动障碍、慢性抽动障碍、Tourette 综合征。其诊断标准依据《国际疾病分类（第 10 版）》（ICD-10）、美国精神医学学会《精神障碍诊断与统计手册（第 5 版）》（DSM-5）和《中国精神障碍分类与诊断标准（第 3 版）》（CCMD-3）。国内外多数学者倾向于采用 DSM-5 的诊断标准，具体诊断标准如下。

（1）短暂性抽动障碍，又称暂时性抽动障碍，其诊断标准如下。

1）1种或多种运动性抽动和（或）发声性抽动。

2）18岁前起病。

3）抽动持续时间不超过1年。

4）抽动症状并非由某些药物或物质或其他医疗事件引起。

5）不符合慢性抽动障碍或Tourette综合征的诊断标准。

（2）慢性抽动障碍，又称持续性抽动障碍，其诊断标准如下。

1）1种或多种运动性抽动或发声性抽动，但不同时出现运动性抽动或发声性抽动。

2）18岁前起病。

3）首次抽动以来，抽动的频率可增多或减少，病程在1年以上。

4）抽动症状并非由某些药物或物质或其他医疗事件引起。

5）不符合Tourette综合征的诊断标准。

（3）Tourette综合征的诊断标准如下。

1）同时有多种运动性抽动和1种或多种发声性抽动，但运动性抽动和发声性抽动不一定同时出现。

2）18岁前起病。

3）抽动首次发病后，抽动发作频率可增加或减少，抽动症状持续时间可超过1年。

4）抽动症状并非由某些药物或物质或其他医疗事件引起。

以上3种类型间有一定延续性，短暂性抽动障碍可发展为慢性抽动障碍，慢性抽动障碍也可过渡为Tourette综合征。部分患者不能归类到上述类型中，属于其他类型，如成年期起病的抽动障碍或晚发期抽动障碍，以及任何其他未指明的抽动障碍。

难治性抽动障碍是近年来在儿科神经病学、精神病学中逐渐形成的一个新概念，目前尚无明确定义。当严重 Tourette 综合征病例使用经典药物，如硫必利、氟哌啶醇或阿立哌唑治疗 1 年以上，但疗效不满意时，一般认为是难治性抽动障碍。

参考文献

[1] 包新华，姜玉武，张月华. 儿童神经病学. 3 版. 北京：人民卫生出版社，2019.

[2] 卢青，孙丹，刘智胜. 中国抽动障碍诊断和治疗专家共识解读. 中华实用儿科临床杂志，2021，36（9）：647-653.

[3] 中华医学会儿科学分会神经学组. 儿童抽动障碍诊断与治疗专家共识（2017 实用版）. 中华实用儿科临床杂志，2017，32（15）：1137-1140.

[4] SZEJKO N, ROBINSON S, HARTMANN A, et al. European clinical guidelines for Tourette syndrome and other tic disorders-version 2.0. Part I：assessment. Eur Child Adolesc Psychiatry，2022，31（3）：383-402.

第九章

抽动障碍的鉴别诊断

抽动障碍表现为一种不自主、无目的、快速、刻板的肌肉收缩，而肌张力障碍也是一种由不自主运动引起的扭曲、重复运动或姿势异常，亦可在紧张、生气或疲劳时加重，易与抽动障碍相混淆，但肌张力障碍的肌肉收缩顶峰有短时间持续且呈特殊姿势或表情，异常运动的方向及模式较为恒定。诊断抽动障碍还需排除风湿性舞蹈症、肝豆状核变性、癫痫、心因性抽动及其他锥体外系疾病。多种器质性疾病及有关因素也可以引起抽动障碍，即继发性抽动障碍，临床应加以鉴别。继发性抽动障碍包括遗传因素、感染因素、药物因素及其他因素。

第一节　肝豆状核变性

抽动障碍与肝豆状核变性均可表现为不自主肌群抽动，需注意鉴别。肝豆状核变性（hepatolenticular degeneration，HLD）又称威尔逊病，是一种常染色体隐性遗传病。致病基因 *ATP7B* 位于染色体 13q14.3，基因产物为 P 型铜转运 ATP 酶（ATP-7B），该基因的缺陷可导致铜经胆汁的排泄障碍及干细胞内铜与铜蓝蛋白的结合障碍并引起血浆铜蓝蛋白降低。本病可能的发病机制是胆道排泄铜及铜与铜蓝蛋白结合率降低，铜逐渐沉积在脑、肾、角膜、血细胞及骨关节等组织中。脑的病变主要位于基底节区，包括苍白球、尾状核及壳核。神经系统症状主要表现为锥体外系症状，肌张力改变常见，主要呈肌张力不全体位，如头部或肢体的异常姿势（头与躯干前倾、肘和腕关节屈曲、下肢轻度内收、膝关节屈曲、走路时上肢无自然摆动等）、躯干扭转痉挛等，常见构音障碍、肢体震颤，自主运动时更明显，有的可见舞蹈症、手足徐动症、帕金森样症状（动作缓慢、肢体僵硬、面无表情、震颤、构音不清、书写时字体过小）。其他少见的神经系统表现有癫痫发作、轻偏瘫、腱反射亢进、巴宾斯基征阳性、共济失调、智力落后等。

　　由于角膜内弹力层有铜沉积，在角膜边缘形成色素环，呈棕色、棕灰色或棕黄色，宽约 3 mm，称 Kayser-Fleischer 环（简称 K-F 环），初期需用裂隙灯检查，后经肉眼可看到，是本病较为特异性的体征。头颅影像学检查对本病有一定的辅助诊断价值，头颅 CT 可见双侧基底节对称性低密度灶、脑萎缩和脑室扩大，在丘脑、内囊、齿状核及大脑白质等区域也可见低密度改变。头颅 MRI 检查较头颅 CT 更敏感，上述 CT 上的低密度在 MRI 上表现为 T_1 低信号，T_2 高信号。50% 的患儿脑电图表现为弥漫性背景波异常，如背景波波幅降低、α 节律减少等。视觉诱发电位主要表现为 N_1、N_2、P_1 波 PL 延长，听觉诱发电位表现为单侧或双侧各波潜伏期和波峰间期延长，体感诱发电位有一定的异常改变，均提示脑白质受损。实验室检查可见血清铜蓝蛋白降低、尿排铜量增加、肝含铜量增加等。

　　越是早期诊治，预后越好。治疗的目的是防止或减少铜在组织的蓄积，包括限制铜的摄入、减少外源性铜进入体内。另外，应用排铜药物促进体内过量的铜排除，避免铜的继续沉积，以维持正常功能。目前主要是低铜饮食，促铜排泄药物有青霉胺、二巯丙醇，抑制铜离子吸收药物有硫酸锌、葡萄糖酸锌。

　　肝豆状核变性与抽动障碍的主要鉴别要点包括：肝豆状核变性常有肝功能损害，起病时就表现为肝硬化者较常见，有恶心、腹胀、黄疸等症状，头颅 MRI 或 CT 可见基底节区病变，实验室检查中可测定铜代谢相关指标，如血清铜蓝蛋白、血清铜、尿铜、肝铜、放射性铜负荷试验，同时可用裂隙灯检查角膜 K-F 环。

第二节　风湿性舞蹈症

风湿性舞蹈症（rheumatic chorea）又称为 Sydenham 舞蹈症，为儿童获得性舞蹈症，其主要临床特征为舞蹈样动作、情绪不稳及肌张力低下，该病好发于 5～13 岁，可发生于 A 组 β 溶血性链球菌感染后的数小时或数天，也可以发生于感染后数月；早期患儿常有情绪不稳、注意力不集中、易激动、持物不稳等表现，随后出现不自主舞蹈样动作，舞蹈样动作通常在数小时至数日恶化。无风湿热其他表现的轻症病例可能会被误诊为 Tourette 综合征。

风湿性舞蹈症的神经系统症状主要包括舞蹈症症状和神经精神症状。舞蹈症症状表现为无法控制、不自主、无规律、幅度不等的急促舞蹈样症状，睡眠期可消失，以面肌和四肢肌受累为主，可出现面具脸、抽动、运动维持障碍，其他还有扮鬼脸、构音障碍，书写、进食、吃饭困难。神经精神症状表现为情绪不稳、易激动、强迫症状。

抗链球菌溶血素 O（antistreptolysin O，ASO）试验用于评估既往链球菌感染，一般在感染后数月持续升高，需连续多次检测抗体滴度。所有疑似患者都需进行心脏方面的评估，包括心电图、超声心动图、心肌酶等。炎症标志物检查包括红细胞沉降率、C 反应蛋白。头颅 MRI 大多正常。主要治疗包括潜在感染的治疗、对症治疗、预防复发。

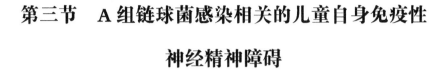

第三节　A 组链球菌感染相关的儿童自身免疫性神经精神障碍

链球菌感染相关的儿童自身免疫性神经精神障碍（PANDAS）是与 A 组链球菌（group A streptococci，GAS）感染相关的疾病，其特征为急性起病，表现为抽动、强迫行为、舞蹈样动作等。发病机制目前普遍认为是异常的免疫应答（抗 GAS 抗原的抗体与脑和心脏瓣膜中的宿主抗原发生交叉反应）参与，PANDAS 的发病率和患病率尚不清楚，但该病较罕见。

PANDAS 最明显的特征是突然发病，PANDAS 临床病程可呈"锯齿"型，即症状静止期后出现突然发作的恶化并逐渐缓解（数周至数月）。PANDAS 儿童的神经精神症状恶化可能始于 GAS 感染时或 GAS 感染后数周内，但与风湿性舞蹈症和急性风湿热类似，症状发作可能延迟 1 ～ 8 个月，此时通过培养已检测不出 GAS。合并抽动的 PANDAS 患儿有时会同时发生频繁、严重且多变的运动性抽动、发声性抽动，这与典型的慢性抽动障碍（单纯运动性或发声性抽动发作）不同，后者起病缓慢得多且更轻微。

PANDAS 的诊断标准：①强迫症和（或）抽动障碍（符合 DSM-5 诊断标准的 Tourette 综合征、慢性运动或发声抽动障碍）。②儿童期起病（3 岁至青春期发作）。③症状突然发作和呈阵发性病程。④ GAS 感染与症状的发作和（或）恶化之间有时间关系。⑤病情恶化期间存在神经系统异常，如肌肉活动过度（如坐立不安、难以保持坐姿）、舞蹈症样动作（可在紧张姿势下出现，但静息时不存在，如双脚并拢站立、双眼紧闭，并伸展双臂、展开双手时出现），或抽动。

诊断流程：①对于突发强迫症、抽动障碍、分离焦虑或尿频（可能是焦虑的一种表现）的儿童，通过检测 GAS 感染来评估 PANDAS。② GAS 评估：

针对 GAS 咽炎的咽拭子培养、快速抗原检测试验（rapid antigen detection test，RADT）或分子检测阳性，或感染皮肤的标本培养阳性。症状发作后 4～6 周与症状发作时相比，抗链球菌溶血素 O（ASO）和抗脱氧核糖核酸酶 B（ADB）滴度出现有临床意义的上升。③有下述表现的儿童可考虑拟诊 PANDAS：突然发作的神经精神症状、存在近期 GAS 感染的证据、抗链球菌抗生素治疗后神经精神症状缓解。④对于考虑拟诊 PANDAS 的患者，需监测是否出现与 GAS 感染证据有时序关联的神经精神症状。⑤可短暂尝试预防性抗生素治疗以辅助诊断、预防复发。

PANDAS 的治疗上主要是抗生素治疗、神经精神治疗、免疫治疗。神经精神症状和 GAS 感染在青春期前的儿童中均较为常见。强迫症发生于 1%～2% 的学龄儿童，一过性运动性抽动症状的发生率则多达 25%。在 5～15 岁的儿童中，GAS 占所有咽炎病例的 15%～30%。当强迫症 / 抽动障碍患儿发生 GAS 感染时需与该病鉴别，严格遵守上述的诊断流程有助于两者的鉴别诊断。

参考文献

[1] 包新华，姜玉武，张月华 . 儿童神经病学 . 3 版 . 北京：人民卫生出版社，2019.

[2] 卢青，孙丹，刘智胜 . 中国抽动障碍诊断和治疗专家共识解读 . 中华实用儿科临床杂志，2021，36（9）：647-653.

[3] 中华医学会儿科学分会神经学组 . 儿童抽动障碍诊断与治疗专家共识（2017 实用版）. 中华实用儿科临床杂志，2017，32（15）：1137-1140.

[4] SZEJKO N, ROBINSON S, HARTMANN A, et al. European clinical guidelines for Tourette syndrome and other tic disorders-version 2.0. Part I：assessment. Eur Child Adolesc Psychiatry, 2022, 31（3）：383-402.

[5] PRATO A, GULISANO M, SCERBO M, et al. Diagnostic approach to pediatric autoimmune neuropsychiatric disorders associated with streptococcal infections(PANDAS)：

a narrative review of literature data. Front Pediatr, 2021, 9: 746639.

[6] DOP D, MARCU I R, PADUREANU R, et al. Pediatric autoimmune neuropsychiatric disorders associated with streptococcal infections (Review). Exp Ther Med, 2021, 21 (1): 94.

[7] SWEDO S E, LEONARD H L, RAPOPORT J L. The pediatric autoimmune neuropsychiatric disorders associated with streptococcal infection (PANDAS) subgroup: separating fact from fiction. Pediatrics, 2004, 113 (4): 907-911.

▶▶▶ **第十章**

抽动障碍的治疗

　　抽动障碍患儿的治疗涉及抽动症状的控制及共患病的治疗，也包括难治性抽动障碍的治疗。目前已使用的治疗手段包括心理教育、行为治疗、神经调控治疗、药物治疗及手术治疗等，根据抽动障碍患儿的具体病情，多采取综合性治疗方案。迄今为止，抽动障碍的治疗尚无突破性进展，治疗原则是药物治疗和心理行为治疗并重，注重治疗的个体化。

第一节　概述

　　抽动障碍是一种起病于儿童时期、以抽动为主要表现的神经精神疾病，通常共患各种精神和（或）行为障碍，如注意缺陷多动障碍、强迫行为／障碍、焦虑症、抑郁症和睡眠障碍等，是一种复杂的神经发育障碍性疾病，病程一般较长，对于其具体发病的病因及发病机制尚未有明确的结论，目前认为可能是遗传、免疫、心理和环境因素共同作用的结果。

　　DSM-5 将抽动障碍分为 3 种类型，包括暂时性抽动障碍、慢性运动或发声抽动障碍和 Tourette 综合征 3 种类型。对于明确诊断为抽动障碍的患者应及时进行治疗，对抽动进行初步评估，根据疾病的临床特点和病程长短的不同，建立治疗计划。

　　抽动障碍患者首先需确认是否有心理 – 社会 – 行为问题，并明确该问题与抽动障碍是否同时存在，评估每个问题所造成的损害，如抽动症状是否影响日常生活活动、能否正常参与学校活动，若社会适应能力不受影响，许多抽动障碍儿童和青少年不需要对抽动症状进行药物治疗。对于轻度抽动障碍患儿可先行或仅给予健康教育和心理支持，进行观察等待，并定期随访；中重度的抽动障碍患儿治疗原则同样是先尝试非药物干预，后进行行为治疗或与药物治疗相结合。需要注意的是，在抽动障碍患者的整个治疗过程中应提供健康教育和心理支持。

目前在中国不同地方或不同情况下，认知行为疗法和药物的适用对于抽动障碍的治疗存在差异。通常情况下，如果抽动障碍的症状表现轻微，患者社会适应能力良好，能正常参与生活、学习或工作，未妨碍他人生活，周围环境允许，患者本人对抽动行为能很好地接受，家庭环境可以包容，同学及老师能理解，这时只给予心理上的支持即可，不需要给予药物治疗。告诉患者及其家庭成员、同学伙伴、学校的老师们关于疾病的性质和临床表现，争取其理解。如能争取重建学校环境和提供支持性的指导，对于避免使用药物治疗有很好的帮助。只有当抽动症状影响机体功能、社会功能，单纯的心理教育及行为治疗无效的情况下，才考虑使用药物治疗。药物治疗的一个基本原则是剂量个体化，从小剂量开始，逐渐缓慢增加，直至达到令人满意的效果，从而把症状控制到可耐受的水平，药物治疗过程中需时刻关注可能发生的药物副作用。在副作用严重而难以加大药量的情况下，不必强求将抽动或相关行为症状完全控制，尽可能降低对社会适应能力和社会参与功能的影响，只要不影响生活、学习。目前治疗抽动障碍的药物主要在于调节神经递质失衡，包括多巴胺受体拮抗剂、多巴胺系统稳定剂、选择性单胺能拮抗剂、中枢性 α 受体激动剂等，选择哪一种药物来治疗，要以期望达到的疗效和可能产生的副作用为基础。在治疗过程中可应用症状评定量表、药物副作用记录表等，根据治疗过程的效应、抽动症状的变化、社会适应情况、校内表现、学习表现等加以综合评定，调整治疗方案。鉴于抽动障碍的临床表现复杂多样，因此要针对每个患儿及其家庭情况区别对待。

对于需干预或治疗的患者，在开始治疗前应确定目标症状，即患者的靶症状，指对患者目前日常生活、校园学习或社会活动影响最大的症状。治疗抽动症状通常是指治疗靶症状，而一些儿童的靶症状可能是更突出的共患病症状，如多动、冲动、强迫观念、强迫行为等。临床医生在治疗开始前要认真评估每一位患者的重点症状，明确本次治疗的靶症状是抽动还是共患病，这一点十分重要。抽动障碍患儿可能因频繁抽动、强迫观念和行为、注意力不集中等几种症状的不同组合而影响学习和生活，但通常以一个或两个临床症状最为主要。基于对重点症状评估制定的治疗方案，对解决主要症状能有较好的疗效，也能提高患者和家属满意度。同时应明确治疗抽动障碍需要一个多维度的视角，考虑到患者的生理、心理及社会环境等多方面因素，需要医生、患者及其家庭成员之间的良好沟通和合作。除控制其主要的抽动症状，还应注意其共患病（如注意缺陷多动障碍、强迫行为/强迫障碍等）的干预治疗，因为通常共患病较抽动障碍更能影响患儿的日常生活活动能力和活动质量。在抽动症状被控制之后，共患病可能会成为临床治疗的主要矛盾，同时亦会使病情反复波动或重新出现抽动症状。故除药物治疗外，非药物治疗（如心理行为疗法等）也是必不可少的，只有通过生理–心理–社会医学模式的三轴系统治疗才是治愈疾病的根本。此外，鉴于抽动障碍的临床表现复杂多样，治疗应基于个体化的需求、可用资源、治疗医生的经验、临床指南的要求等，根据每个患儿及其家庭情况区别对待。

第二节　非药物治疗

抽动障碍病因未明，目前认为社会环境及心理因素在其发生、发展过程中可能起到重要作用。心理行为治疗是综合治疗的一个重要组成部分，与药物治疗相辅相成。抽动障碍的心理行为治疗目标是改善其抽动症状、干预共患病、改善社会功能等，同时家庭和学校干预也很重要。不同程度的抽动障碍可对患儿自身及其家庭的日常活动和学习带来不同程度的影响。情绪波动、精神创伤或学习负担过重等往往会引起患儿抽动等症状加重。因此，对抽动障碍患儿，除考虑是否行药物治疗外，还应进行心理行为治疗。最新的《Tourette 综合征及其他抽动障碍心理干预的欧洲临床指南（2022 版）》提出，所有抽动障碍患者都应将心理教育作为初始干预措施，无论其疾病的严重程度如何，当其无法满足病情需求时，行为治疗（习惯逆转训练/竞争性反应训练/综合行为干预/暴露与反应预防）被推荐为抽动患儿的一线干预措施。不同的行为治疗方式可切换进行，同时可根据具体情况应用药物治疗加以辅助。

对于抽动障碍患儿，心理行为治疗在开始时主要是支持指导及对患儿家庭、学校等有关人员进行教育，药物治疗决不可代替这些工作。其中对于具有良好社会适应能力的轻度抽动障碍患儿，优先以心理调适、心理疏导治疗为主，而不是考虑应用药物治疗，多数此类患儿只需要进行心理行为治疗即可很好地控制症状。

一、精神心理治疗

抽动障碍患儿的精神心理治疗是十分重要且必要的，治疗并不是以消除抽动症状为目的，主要是通过对患儿的心理干预，支持和帮助患儿消除心理困扰，减少焦虑、抑郁情绪，适应现实环境。精神心理治疗往往需要医生、家庭和学校 3 个方面充分合作，才能取得较好的效果，其中主要是对患儿及其家长进行心理支持和指导。

1. 对儿童的支持性心理治疗

通过对患儿的支持性心理治疗，可帮助患儿消除因自身出现这种"奇怪的行为"而产生的紧张和自卑心理。像其他身体障碍的孩子一样，抽动障碍患儿也有情绪问题，如焦虑、抑郁、任性、易怒等，而且由于抽动和发声行为非常惹人注目，会使孩子心理敏感，担心同学和老师会对自己有不好的看法，这些心理问题对孩子的伤害甚至比疾病本身还要大。所以，要把孩子从心理困惑中解脱出来，告诉孩子抽动障碍与肺炎、过敏等其他身体疾病一样，虽然可能会引起不适，并且病程也会有起伏，但大多数人的预后都很好，不必为此感到难过、内疚或自卑。该病的症状会在青春期逐渐消失，即使不能完全治愈，遗留部分症状也不会影响患儿正常的学习和参与社会生活，鼓励患儿积极克服、主动战胜该病，提高自尊心。急性和慢性应激事件可加重抽动症状。因此，应该教会患儿如何处理压力，如何处理来自同龄人的拒绝和嘲笑，学会应对应激的方法，例如，通过告知患儿抽动障碍不是一种疾病，只是一种类似打喷嚏的健康风险预警信号，没什么值得羞愧的。

2. 对家庭的干预

家庭干预是治疗儿童心理健康问题的基本方法之一。家庭干预是以家庭为单位，通过家庭成员之间的相互作用，使每个成员了解家庭中病态情感结构，以纠正其心理病态，改善家庭功能，产生治疗效果。家庭干预具有以下几个优点：①向患儿及家属分析关于抽动障碍的症状、病因、潜在管理、预后、治疗及日常护理建议等，有助于为患儿创造一个稳定、安全的成长环境，良好的亲子沟通可以稳定孩子的情绪，缓解焦虑和恐惧，带来安全感和依赖感，对形成健康人格有积极影响；②有利于促进家长与学校积极沟通，争取为患病儿童创造良好的学习环境，通过深入地沟通，可协助他们积极参与集体活动，取得同学、伙伴的认同，并促进他们发展与社会评价有关的自我意识、友谊感、道德感、价值观；③可以避免退化性培养和过度保护，即避免其倒退到心理发育较早阶段的生活态度、人际关系模式以回避现阶段所面临的心理困难等。

医务人员应帮助家长正确认识抽动障碍是一种疾病，让家长知道抽动障碍患儿所表现出的症状是抽动障碍这个疾病本身的病症表现，而不是儿童的恶作剧或故意行为，不要为此责怪或惩罚他们，也不要以"生病"为借口过分迁就患儿。同时，主治医生应该向家长解释这种疾病的性质、病因和可能的预后，使家长能够了解抽动对孩子的心理活动和身体健康没有明显的影响，不会使孩子因为抽动而变傻，不会发展成精神疾病，以减轻父母对孩子的一些不必要的担忧，消除他们因为不了解疾病、不能理解疾病的病症表现而出现过度的紧张和担忧。父母不应该对孩子表现出过度的关心甚至焦虑、带孩子反复看医生等，他们不应该过分注意和提醒孩子抽动的症状，不要唠叨或责骂孩子出现的异常动作，以免使孩子的病情加重。为患儿创造一个轻松愉快的环境，合理安排他们的日常生活，鼓励和引导患儿参加各种有趣的游戏和活动来转移他们的注意力，避免过度兴奋和紧张、疲劳，可以发展有节奏的体育锻炼，减轻学习的压力和负担，不要玩刺激的电子游戏或看恐怖电视、电影，不要强迫孩子做他非常讨厌的事情，如强迫练习其不感兴趣的技能、过多的课外作业等。父母应该充分意识到抽动症状的自然病程、波动性，以及可能发生的戏剧性变化，通过行为弱化治疗可以获得较好的治疗效果。对家长本身的焦虑、紧张等心理变化也应予以干预。

3. 学校干预

我们主张抽动障碍儿童应该得到照顾，包括儿童与身体疾病。为了与学校的老师和学生进行良好的沟通，应向患儿的授课老师讲解抽动障碍的基本医学知识，让老师明白患儿的一些异常动作是疾病本身引起的病态表现，而不是故意捣蛋破坏课堂纪律；并通过老师教育其他学生，不要取笑或歧视患有抽动障碍的儿童。倡导像关心躯体疾病儿童一样关心、包容抽动障碍患儿。对于因疾病症状或药物副作用影响学习的抽动障碍儿童，建议适度减轻学习负担，制订符合其自身特点的课程计划，鼓励抽动障碍儿童参加正常学校学习和课外活动，帮助他们改善伙伴关系，提高自尊，能像正常学生一样学习和生活。对于发展同伴关系有困难的患儿，有必要进行社交技能训练。

二、行为治疗

行为治疗（behavioral therapy，BT），也叫行为疗法，抽动障碍具有神经生物学特点，外部因素和内部因素都可以影响抽动，且两者可以同时发生，因此，行为治疗是儿童抽动障碍的重要治疗手段，在改善儿童抽动症状、控制共患病和改善社会功能等方面起着重要作用。外部因素包括特定的活动和环境；内部因素包括先兆冲动和情绪状态。其治疗的侧重点放在可观察到的外在行为或可具体描述的心理状态，充分运用从实验或研究中所获得的有关"学习的原则"，尝试遵循特定的治疗步骤，以改善非功能性或非适应性的心理与行为。先兆冲动是一种大多数患者都会体验到的令人十分不愉快的感觉，常常发生在抽动之前或者伴随抽动出现。抽动症状的出现减轻了先兆冲动引起的相关不适感受，从而导致抽动症状的负强化。行为治疗的目标就是打破先兆冲动与抽动之间的负强化。

行为治疗的基本态度是认为人的行为无论是功能性的还是非功能性的，正常的还是病理性的，都能通过学习获得，也能通过学习而改变、添加或消除。所谓学习原则，是指一个个体的行为，如一个人受到鼓励或者夸奖等"积极的反馈"，或者得到好的结果，即受到"正性反应"，就容易保持学习并且容易维持；相反，如果一个人受到惩罚，或得到不愉快的结果，即受"负性反应"，就会更难学习或维持，或者逐渐放弃该行为。因此对于这些奖惩的条件操作，适当地选择且即时地供给"正性反应"或"负性反应"，就可控制行为的增减或方向的改变。对儿童的行为治疗应当尽量尝试采用"正性反应"来改变行为，如使用直观、具体的奖励品。

行为治疗是改善抽动症状及其共患病、改善社会功能的有效手段。多种行为治疗方法已被用于抽动障碍及其共患病的治疗，并已取得不同程度的疗效，包括综合行为干预（comprehensive behavioral intervention for tics，CBIT）、习惯逆转训练（habit reversal training，HRT）、暴露与反应预防（exposure and response prevention，ERP）、认知行为疗法（cognitive behavioral therapy，CBT）、放松训练（relaxation training）、正强化（positive reinforcement）、密集练习（massed practice）、自我监察（self-monitoring）、"第三次"干预（third-wave interventions）、回归锻炼等。对同一患者可以联合使用多种方法。随机对照研究的设计可有助于抽动障碍行为疗法的疗效判定，尤其有利于行为疗法和药物疗法联合治疗的疗效评估。

1. 综合行为干预

综合行为干预包括放松训练、行为奖励、功能干预等，通过制定个体化策略以减少环境因素（如在家、电影院、公园）、特定的活动或行为（如做作业、骑自行车）对抽动发生的影响。在一项针对 10 ～ 17 岁的 Tourette 综合征儿童研究中，包括共患强迫障碍和注意缺陷多动障碍的儿童，提示综合行为干预疗效优于支持性心理治疗，被认为是可用的一线治疗。然而，目前认为综合行为干预疗法对 9 岁以下的儿童及患有严重的未经治疗的注意缺陷多动障碍患儿帮助有限，因为 9 岁以下儿童认知功能有限，在识别和控制冲动方面并不能确保有效执行；而对于严重的注意缺陷多动障碍患儿而言，他们面临的主要困难则是难以持续接受治疗。

2. 习惯逆转训练

习惯逆转训练是通过使用竞争身体反应的概念来阻止特殊的抽动。该方法最早于 1973 年由 Azrin 和 Nunn 首先提出，是一种由多种疗法组成的综合性干预。在以往的治疗研究中，我们习惯于将综合行为干预与习惯逆转训练分开讨论，认为这是两种治疗方案，但目前新的理念认为应将习惯逆转训练归于综合行为干预的一部分。治疗的核心为意识训练、竞争反应训练和社会支持，此外还有心理教育、泛化训练、放松训练、行为奖励、激励程序等。其中，意识训练和竞争反应训练是习惯逆转训练最重要的组成部分。意识训练是指医患双方合作，通过对运动性抽动或发声性抽动的详细描述，共同制定早期抽动信号，如先兆冲动出现的定义，增强识别早期信号的意识，提高对抽动及其伴随的先兆症状的识别能力。早期抽动信号一旦被定义，患者就可在治疗中练习意识到抽动发生的过程和（或）模拟抽动发生来增强这种意识。竞争反应训练，是在意识训练之后，通过训练针对发声性抽动或运动性抽动的肌肉进行对抗运动（即竞争反应），或调整影响抽动发生的呼吸模式，如一个以耸肩抽动为主要表现的患者，训练其在预感到相关的先兆冲动时进行肩下沉运动以进行对抗。用于对抗的替代行为应选择在社会交往中不显眼且患者容易执行的行为。

将比较理想的动作作为对抗反应（表 10-1），其优点是比较隐蔽，不易让人发现，令患儿维持这种行为至少 1 分钟，或者直到这种先兆冲动消失，这种训练能阻止抽动发生或至少使抽动更难发生。

表 10-1　建议的对抗反应

抽动症状	对抗反应
眨眼或瞬目	缓和地控制眨眼；如有必要，注意墙上的一个斑点
做鬼脸	轻轻地合上嘴唇
摇头或头部运动	放松颈部肌肉并固定眼睛注视；如有必要，将下巴紧贴胸部
张口或口部运动	紧贴下巴或紧闭嘴巴
耸肩	手臂靠近身体、向臀部方向推肘部
手或手指运动	将手放在桌、椅或腿上；如有必要，紧握拳头并侧推肘部
皱鼻子	牵拉鼻子或将上嘴唇下拉；呼吸时紧密双唇
发声性抽动	尽量控制，用鼻子或嘴巴做腹式呼吸，方向与抽动方向相反

在进行习惯逆转训练之前，将患儿曾出现的所有抽动症状列出，并根据严重程度进行分级。治疗通常从最严重的抽动症状开始，然后对患儿进行意识训练，一旦抽动的发生能够被患儿预测，即开始竞争反应训练。如通过竞争反应训练患儿的该项抽动症状能被有效缓解，则继续进行下一严重级别抽动症状的治疗。

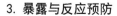

3. 暴露与反应预防

暴露与反应预防是通过逐渐增加对先兆冲动和不良环境刺激的暴露，如参加活动、会话或重复场景等，提高抽动障碍患儿对先兆冲动的耐受性，进而抑制抽动症状的发生。与习惯逆转训练相比，二者有共同机制，即习惯先兆冲动，不同的是，通过暴露与反应预防，患儿不是学会对抗，而是学会抑制抽动。当患儿将注意力集中在与先兆冲动有关的不适感受时，抑制的时间越来越长。在暴露与反应预防训练中，患儿需更长时间忍受因先兆冲动带来的不适感（暴露通常为 1～2 小时），并抵抗抽动的执行阶段，通过对类似场景的持续暴露直至习惯，以达到减少抽动发生的频率。此外，暴露与反应预防不需要按照抽动严重程度创建控制点层次结构，可同时针对多种抽动症状对应的多种先兆冲动。

因患者可能会对故意和（或）持续性暴露于负性感觉产生抵制情绪，暴露与反应预防治疗的依从性和患者的接受度可能会受影响。选择何种治疗方案取决于先兆冲动的种类，抽动障碍患者共患强迫障碍或原发精神性先兆冲动，可能选择暴露与反应预防的治疗效果更好；如果是合并单纯感觉性先兆冲动或完全没有可辨认的冲动，那么习惯逆转训练治疗或综合行为干预效果可能更好。

目前有关暴露与反应预防的研究仍较少，多数研究存在样本量不足及随访时间不够长的局限，因此未来仍需开展更多的循证研究来探讨关于暴露与反应预防的长期疗效。

4. 认知行为疗法

认知 - 行为理论认为认知因素直接影响行为结果，特定情境下的认知过程决定情绪反应和行为。认知行为疗法，也叫认知行为治疗，是将认知治疗和行为治疗两者相结合，强调认知活动在心理或行为问题发生和转归中的重要性，在治疗过程中既采用认知技术，又采用行为矫正技术。对于不适症状的消极信念和处理不适的能力会导致患者对先兆冲动产生消极情绪和选择性地注意，从而增加抽动发生的频率。因此，认知行为疗法侧重于改变患者对特定情况的错误认知，以达到认知重构的目的，同时管理现有的会导致抽动增加的情绪状态，如焦虑和压力等。在抽动障碍患儿的治疗中，认知行为疗法常与其他治疗方法联合应用。

研究发现，抽动障碍患者经常在期望值、注意力、思维方式、计划执行等方面存在一定程度的功能障碍。O'connor 等提出一种新的认知行为疗法，即认知 – 心理 – 生理学干预，与既往的习惯逆转训练或暴露与反应预防均不同。这种干预治疗不仅关注抽动症状本身，更重视对患者认知方式的重构，达到认知 – 情感 – 行为三者的平衡。作者对 49 例 Tourette 综合征患者和 36 例持续性运动或发声性抽动障碍患者进行为期 10 周的个体认知 – 心理 – 生理学干预，在之后 6 个月的随访中疗效保持稳定，提示对于抽动障碍患者有一定的治疗收益。Leclerc 等在一项研究中对 13 例 8 ～ 12 岁抽动障碍儿童应用了一种名为 Facotik 的认知疗法，其改编自成人认知 – 心理 – 生理学干预，疗程为 12 ～ 14 周，主要分为意识训练、改善运动控制、调整计划、认知与行为重建、预防复发等阶段，其中 7 例患儿完成治疗，总体结果显示患儿抽动严重程度显著减轻。然而，认知行为疗法虽然具有治疗潜力，但仍需相应的循证医学证据支持和更深入的研究。

5. 放松训练

最常用的放松训练是渐进性放松，即以系统方式训练肌群按照顺序"紧张 – 放松"，并重复实现。其核心是通过各种固定的训练程序，反复练习，以达到全身放松。放松训练有两个目的：一是放松肌肉；二是缓解焦虑。由于不良生活事件或环境因素影响会导致抽动频率增加，部分患者会因此焦虑，而当患者压力或焦虑加重时，其抽动症状往往也会加重，放松训练常可减轻焦虑或压力。既往研究已证实放松训练对于降低抽动发生频率有效，但是大多数对照研究发现其作为单一治疗手段并无显著效果，因此，放松训练常作为抽动障碍综合治疗的一部分，并不单独开展。

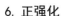

6. 正强化

正强化，也叫阳性强化，要求家长帮助患儿用意念去抑制自己的抽动行为，只要患儿症状有一点减轻，就及时给予适当的表扬和鼓励，帮助患儿逐渐消除抽动症状。

7. 密集练习

又称密集消退练习（massed negative practice），其理论基础是重复一个动作多次后可引起积累性抑制，让患儿主动重复其抽动症状，1分钟内重复数次。通过反复重复靶症状（多数为抽动症状），可引起"反应性抑制"，随着时间的推移，患者逐渐感到疲劳，抽动频率降低，症状减轻。

8. 自我监察

自我监察是鼓励患者通过自我监督来减少或控制抽动症状。让患者每天在指定的时间内将自己的不自主运动详细记录下来，如抽动的次数、频率与周围环境的相关性等。通过一段时间的记录，可提高患者对抽动或先兆性抽动觉察的敏感性，并努力去克服。此法适用于年龄较大的儿童或成人。在国外有使用手控计数器来进行自我监察训练的报道，要求患者在抽动发作时按计数器，以提高患者对抽动类型和频率识别的目的。

9. "第三波"干预

"第三波"干预作为行为治疗的一部分，是传统认知行为疗法的延伸，涉及元认知训练、正念、心理灵活性等概念。"第三波"干预基于接受的理念，即接受那些让人不愉快的心理、情绪或身体症状，而不是试图去控制，以减少其带来的负面影响。目前"第三波"干预治疗抽动障碍患者的可行性及有效性的相关研究较少。接纳承诺疗法（acceptance and commitment therapy，ACT）已被证明对抑郁、焦虑、成瘾、身体和精神问题有效，可能对降低抽动的严重程度有潜在或间接的帮助。Franklin等纳入13例年龄介于14～18岁慢性抽动障碍或Tourette综合征患者，初步评估了HRT和ACT联合治疗的可行性，经过 1 个月随访，结果表明 HRT 联合 ACT 与传统 HRT 治疗效果相当，同时患儿及其父母评估的整体功能也有所改善。Viefhaus 等提出了另一种干预措施，即资源激活，该方法的侧重点是患者本身的能力和优势，预计通过患者对自身认知的改善，间接改善其抽动症状、功能障碍及共患病情况。此外，Reese 等先后提出正念减压疗法（mindfulness based stress reduction，MBSR），并通过互联网在线互动开展以团队为单位的 MBSR，在成人 Tourette 综合征或慢性抽动障碍患者中展现出一定的治疗优势。然而，上述探索性研究仅表明"第三波"干预治疗抽动障碍具有潜在的可行性，其疗效仍有待进一步探索。

三、中医对小儿抽动障碍病名及病因病机的认识和针灸治疗

小儿抽动障碍又名习惯性痉挛综合征、抽动综合征、短暂性抽动障碍等，是发生在儿童期的一种肌肉抽动性疾病。常常表现为眨眼、咧嘴、皱鼻、吐弄舌头、摇头、点头、耸肩等单一症状，后可逐步从简单运动性抽动发展为复杂运动性抽动。该病在古代文献中没有具体的病名记载，现根据临床表现多归于"慢惊风""瘛疭""肝风病""颤证"等范畴。

在古代文献中多可发现小儿抽动障碍的表现，如《黄帝内经》记载"诸躁狂越皆属心火，诸风掉眩，皆属于肝"；《冯氏锦囊秘录·杂症大小合参》有云"风非火不动，火非风不发，风火相搏，而成惊风。"《医效秘传》曰："瘛者，筋脉急也。疭者，筋脉缓也。急则引而缩，缓则纵而伸，或伸动而不止，名曰瘛疭，俗谓之搐是也。"《证治准绳·幼科》述："肝藏血，血不足则风火内生，故目睛为之瞤动。"《小儿药证直诀》："凡病或新或久，皆引肝风，风动而上于头目，目属肝，风入于目，上下左右如风吹不定，儿不任，故目连札也。"从而可知以往医者多从"风"论治抽动障碍。现代医学家根据临床经验和研究，多从脏腑辨证进行论治，认为抽动障碍主要病位在肝、肺，同时可累及心、脾、肾。小儿"肝常有余"，肝木旺，肺金不能制之，喉为肺之门户，遂出现

发声性抽动；肝木生心火，火生热，风火交加，肝木乘脾土，脾失健运，脾虚痰湿，与风互结，流窜经络，引发运动性抽动。

临床上治疗抽动症主要以平肝熄风为主，辅以醒脑开窍、健脾化痰、疏风泄热、滋阴潜阳等。常常从足厥阴肝经、督脉、足阳明胃经、足太阴脾经选穴而治。

头针治疗：《灵枢》述"脑为髓之海，其输上在于其盖，下在风府"。抽动症以运动抽动为主要表现，主穴选用舞蹈震颤区及运动区，多双侧同时针刺。百会是督脉与三阳经、足厥阴经交会处，汇百脉阳气，入络与脑，配四神聪以安神定惊，调节情志活动；风池属足少阳胆经，配风府祛风息风、通脑活络、清神志；印堂为经外奇穴，开窍醒神、镇静安神、祛风止痉，石学敏教授将其作为"小醒脑"之主穴。

体针治疗：太冲是足厥阴肝经的原穴和腧穴，具有平肝潜阳，疏经通络的功效，合谷疏风泄热、宣通气血、升清降浊，太冲配合谷一阴一阳，一升一降，平肝熄风、镇静安神；三阴交为足三阴经交会穴，可调补肝脾肾三经气血，益气健脾、培补肝肾，足三里为足阳明胃经之下合穴，气血充足，三阴交配足三里，调补脾胃、燥化脾湿。脾虚湿甚者，配关元、天枢、大横、脾腧、丰隆；气郁化火者，配行间、历兑、内庭、曲池；有频繁眨眼者，配太阳、颧髎、瞳子髎、阳白；口角抽动者，配地仓、颊车；注意力不集中者，配定神针；发声性抽动者，配天突、廉泉。

耳针治疗：耳针是通过刺激耳上经络来调整脏腑功能，其方式可使用耳穴压豆或揿针，主穴常选神门、皮质下、脑干、交感、肝、心、脾、肾；眨眼者，配眼；耸鼻者，配外鼻、内鼻；异常发声者，配咽喉；抽动明显者，配口、面颊等。

第三节　疗效评定标准

通过比较治疗前后症状的改善程度，可对抽动障碍的疗效进行评价。对于抽动障碍患者治疗前后抽动严重程度的评价，通常应用能客观量化评定的抽动严重程度量表，如抽动障碍严重程度量表、抽动障碍综合量表、耶鲁综合抽动严重程度量表和 Hopkins 抽动量表等来实现。但对于抽动障碍的治疗效果，目前尚未有统一的评定标准。对于抗抽动药物，其疗效的评定以用药后发作频率与用药前相比，若发作次数减少 50% 以上则认为治疗有效。临床常用的疗效评定标准有以下几种。

一、以发作频率减少程度作为观察指标

在同一环境中，于治疗前后分别连续录像录音 1 小时，根据录像录音分别记录抽动障碍患者症状发作出现的次数，以进行治疗前后的对比，这种评定结果具有较强的客观性。也可以在相应的观察表上记录患者治疗前后有关症状的发作情况，然后计算治疗前后抽动发作频率减少的程度，这种评定方法的准确性较差，可能存在一定程度的主观性。疗效评定标准如下。

显效：发作次数减少 75% 以上。

有效：发作次数减少 50% ～ 75%。

无效：发作次数减少 < 50%。

恶化：发作次数增加。

二、以进步率作为观察指标

对多发性抽动患儿，记录其治疗前后运动性抽动或发声性抽动的发作频度，并进行评分，计算进步率后评定其疗效。发作频度分级：① 0 分：发作基本消失。② 1 分：1 天内发作 5 ～ 20 次。③ 2 分：平均每半小时至 1 小时内有 1 次

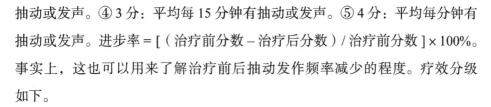

抽动或发声。④3分：平均每15分钟有抽动或发声。⑤4分：平均每分钟有抽动或发声。进步率=[（治疗前分数－治疗后分数）/治疗前分数]×100%。事实上，这也可以用来了解治疗前后抽动发作频率减少的程度。疗效分级如下。

显效：进步率在50%以上。

有效：进步率在25%～49%。

效差：进步率在25%以下。

无效：无进步或有恶化。

三、以症状改善程度作为观察指标

对于抽动障碍患者症状严重程度的评价，近年来多采用抽动严重程度量表，如抽动障碍严重程度量表、抽动障碍综合量表、耶鲁综合抽动严重程度量表和Hopkins抽动量表等，来实现对抽动障碍患者治疗前后疗效的评定，这种评定相对比较全面和客观。评定结果不仅可以反映治疗前后抽动发作频率减少的程度，还能反映出抽动症状严重程度的减轻情况、对日常学习生活及参与社会活动影响的改善情况，有部分量表还能够反映相关行为问题（如强迫症状）的改善情况。以治疗前后量表评分的减分率作为疗效评定的标准，减分率=[（治疗前量表评分－治疗后量表评分）/治疗前量表评分]×100%。具体疗效分级如下。

显效：减分率在60%以上。

好转：减分率在30%～59%。

无效：减分率在30%以下。

参考文献

[1] 辛莹莹，孙丹，刘智胜. Tourette 综合征及其他抽动障碍心理干预的欧洲临床指南（2021 版）解读. 中华实用儿科临床杂志，2022，37（8）：596-600.

[2] 张晓月，郭岚敏，张秋，等. 抽动障碍非药物治疗的研究进展. 中国康复医学杂志，2021，36（2）：232-236.

[3] 卢青，孙丹，刘智胜. 中国抽动障碍诊断和治疗专家共识解读. 中华实用儿科临床杂志，2021，36（9）：647-653.

[4] 程燕，郭峥，冯秋菊，等. 小儿抽动障碍的中西医研究进展. 海南医学院学报，2022，28（13）：1029-1034.

[5] ANDERSON S M，TICS AND TOURETTE AROUND THE GLOBE（TTAG）REPRESE NTING TIC AND TOURETTE SYNDROME（TS）PATIENT ASSOCIATIONS AROUND THE WORLD. European clinical guidelines for Tourette Syndrome and other tic disorders：patients' perspectives on research and treatment. European Child Adolescent Psychiatry，2022，31（3）：463-469.

[6] 戎萍，马融，韩新民，等. 中医儿科临床诊疗指南·抽动障碍（修订）. 中医儿科杂志，2019，15（6）：1-6.

[7] LIU Z S，CUI Y H，SUN D，et al. Current status，diagnosis，and treatment recommendation for tic disorders in China. Frontiers in Psychiatry，2020，11：774.

[8] PRINGSHEIM T，HOLLER-MANAGAN Y，OKUN M S，et al. Comprehensive systematic review summary：treatment of tics in people with Tourette syndrome and chronic tic disorders. Neurology，2019，92（19）：907-915.

[9] HAMAMOTO Y，FUJIO M，NONAKA M，et al. Expert consensus on pharmacotherapy for tic disorders in Japan. Brain Development，2019，41（6）：501-506.

[10] STEEVES T，MCKINLAY B D，GORMAN D，et al. Canadian guidelines for the evidence-based treatment of tic disorders：behavioural therapy，deep brain stimulation，and transcranial magnetic stimulation. Can J Psychiatry，2012，57（3）：144-151.

[11] MARTINO D, PRINGSHEIM T M. Tourette syndrome and other chronic tic disorders: an update on clinical management. Expert Review of Neurotherapeutics, 2018, 18（2）: 125-137.

[12] GANOS C, MARTINO D, PRINGSHEIM T. Tics in the pediatric population: Pragmatic management. Mov Disord Clin Pract, 2017, 4（2）: 160-172.

[13] YATES R, EDWARDS K, KING J, et al. Habit reversal train ing and educational group treatments for children with tourette syndrome: a preliminary randomised controlled trial. Behav Res Ther, 2016, 80: 43-50.

[14] DABROWSKI J, KING J, EDWARDS K, et al. The long-term effects of group-based psychological interventions for children with Tourette syndrome: a randomized controlled trial. Behavior Therapy, 2018, 49（3）: 331-343.

[15] 卢大力, 苏林雁. 儿童抽动障碍心理评估及心理治疗. 中国实用儿科杂志, 2012, 27（7）: 494-499.

[16] 许秀萍. 小儿抽动障碍临床分析及心理指导. 现代医药卫生, 2006, 22（16）: 2467-2468.

[17] 中华医学会儿科学分会神经学组. 儿童抽动障碍的诊断与治疗建议. 中华儿科杂志, 2013, 51（1）: 72-75.

[18] YATES R, EDWARDS K, KING J, et al. Habit reversal training and educational group treatments for children with Tourette syndrome: a preliminary randomised controlled trial. Behav Res Ther, 2016, 80: 43-50.

[19] BENNETT S M, CAPRIOTTI M, BAUER C, et al. Development and open trial of a psychosocial intervention for young children with chronic tics: the CBIT-JR study. Behav Ther, 2020, 51（4）: 659-669.

[20] AMERICAN PSYCHIATRIC ASSOCIATION. Diagnostic and statistical manual of mental disorders（DSM-5）. 5th ed. Washington DC: American Psychiatric Association, 2013.

[21] ANDRÉN P, JAKUBOVSKI E, MURPHY T L, et al. European clinical guidelines for Tourette syndrome and other tic disorders-version 2.0. Part Ⅱ: psy-chological

interventions. Eur Child Adolesc Psychiatry, 2022, 31 (3): 403-423.

[22] LECLERC J B, O'CONNOR K P, J-NOLIN G, et al. The effect of a new therapy for children with tics targeting underlying cognitive, behavioral, and physiological processes. Front Psychiatry, 2016, 7: 135.

[23] O'CONNOR K, LAVOIE M, BLANCHET P, et al. Evaluation of a cognitive psychophysiological model for management of tic disorders: anopentrial. Br J Psychiatry, 2016, 209 (1): 76-83.

[24] FRANKLIN M E, BEST S H, WILSON M A, et al. Habit reversal training and acceptance and commitment therapy for tourette syndrome: a pilot project. Journal of developmental and physical disabilities, 2011, 23 (1): 49-60.

[25] VIEFHAUS P, FELDHAUSEN M, GÖRTZ-DORTEN A, et al. A new treatment for children with chronic tic disorders-Resource activation. Psychiatry research, 2019, 273: 662-671.

[26] LECKMAN J F, RIDDLE M A, HARDIN M T, et al. The Yale global ticseverity scale: initial testing of a clinician-rated scale of tic severity. J Am Acad Child Adolesc Psychiatry, 1989, 28 (4): 566-573.

[27] 张梦娇, 隆红艳. 针灸治疗儿童多发性抽动症临床研究综述. 亚太传统医药, 2020, 16 (1): 208-210.

[28] 成丹, 马占学, 路小映, 等. 耳针联合自拟止动方治疗小儿多发性抽动症临床病例报道. 中西医结合心血管病电子杂志, 2017, 5 (32): 173.

[29] 朱博畅, 单永华, 曹燕, 等. 针灸治疗多发性抽动症临床疗效 Meta 分析. 现代医药卫生, 2020, 36 (15): 2314-2318.

[30] 于继群. 观察针灸推拿结合治疗儿童多发性抽动症的效果. 中国医疗器械信息, 2020, 26 (24): 154-155.

[31] 雷应成, 李应昆. 针灸治疗抽动秽语综合征临床研究进展. 亚太传统医药, 2018, 14 (2): 105-108.

[32] 祝鹏宇, 左歆, 姜斌, 等. 孙申田针灸治疗抽动秽语综合征临床经验荟萃. 中国针灸,

2023, 43（3）：261-264.

[33] 黄丹, 白晓红, 苗嘉芮, 等. 基于关联规则、熵层次聚类法探索治疗小儿抽动症选穴规律. 辽宁中医药大学学报, 2021, 23（7）：181-185.

[34] 侯一鸣, 郭峥, 卞国本. 基于"脏腑理论"从肺肝脾论治儿童抽动障碍. 国际中医中药杂志, 2022, 44（11）：1206-1209.

[35] 张丽. 应用揿针耳针针刺耳压法治疗儿童多发性抽动症疗效观察. 中国医疗器械信息, 2020, 26（10）：182-183.

[36] 缪奇祥. 从中气理论谈针灸治疗小儿抽动症. 新中医, 2020, 52（12）：209-211.

[37] 李可, 王雪艳, 张海霞, 等. 李氏针灸治疗多发性抽动症体会. 国医论坛, 2016, 31（3）：54-55.

[38] 乐薇, 苏文, 贾文, 等. 张氏头针治疗儿童多发性抽动症的随机对照临床研究. 世界科学技术 – 中医药现代化, 2022, 24（3）：939-945.

[39] 王丹, 苏文. 头针疗法为主治疗抽动 – 秽语综合征的临床研究概况. 湖北中医杂志, 2017, 39（12）：51-54.

[40] 张馨心, 马融, 李亚平. 儿童抽动障碍的中医研究进展. 中华中医药杂志, 2020, 35（12）：6241-6244.

[41] 陈文霞, 马融. 以"脏腑平治"指导儿童多发性抽动症的治疗. 中医杂志, 2023, 64（13）：1396-1399.

▶▶▶ **第十一章**

抽动障碍的预防

在临床治疗抽动障碍过程中，应对抽动障碍危险因素重点实施有效的干预和控制。抽动障碍的预防与治疗同样重要，主要包括避免或减少致病因素、诱发因素等的发生，同时普及宣传教育的相关科学知识，加强患儿日常生活管理及心理健康教育，提高患儿预后，促进患儿康复，使抽动障碍患儿能够良好地学习和生活。

第一节　减少诱发因素

一、来自家庭的诱发因素

减少母孕期和出生时不利因素。孕妇妊娠周期中有严重的精神心理或者病理损伤因素，可导致婴儿神经发育障碍，胎儿分娩过程中出现脑缺氧、脑损伤等是导致儿童抽动障碍发病的重要危险因素。高汉媛等研究发现，遗传因素或者家族史在多发性抽动障碍发生发展中具有重要作用。多项研究结果显示，家族抽动障碍病史为发生多发性抽动障碍的独立危险因素，对于有家族史者，应进行常规预防及筛选，以降低多发性抽动障碍发生率。因此，加强优生优育宣传教育，杜绝近亲婚配，孕妇定期体检，避免孕妇情绪激动、上呼吸道感染等情况，避免发生产伤，可降低多发性抽动障碍的发生风险。出生时和出生后要防止小儿头部遭遇外伤及药物中毒，预防和及时治疗脑炎、脑膜炎等多种疾病，以免引发小儿抽动障碍。

食物过敏可能是抽动障碍发生的重要危险因素之一。食物过敏多与饮食习惯相关，由常摄入的食物引起，其引起的疾病隐匿复杂，发病时间滞后，故而难以及时发现病因，从而导致治疗效果难以达到标准。食物过敏对于已经患有疾病或身体免疫力低下的儿童来说，容易对其造成叠加伤害，影响其健康成长，甚至造成现有疾病的严重发展，对于儿童具有潜在的危害和实际影响。同时由于自身健康和疾病，抽动障碍患儿食物过敏程度往往较健康儿童更为严重，抽动障碍症状严重程度与患儿食物过敏程度息息相关，因此对于抽动障碍患儿可给予食物过敏干预，及时发现日常饮食中过敏食物，指导及调整患儿饮食，避免过敏情况继续对患儿机体造成叠加伤害。

在中医上认为抽动障碍患儿大多表现为阴虚阳亢，因此，在饮食上应避免辛辣油腻，以免更耗阴精，更助阳亢之势。另外，少喝可乐、浓茶、咖啡等含有咖啡因或者茶多酚饮料以避免患儿过度兴奋；少吃方便面、膨化食品、奶酪、巧克力等含有大量防腐剂的食品。多吃蔬菜、水果，多喝水。

近年来，对于抽动障碍与家庭环境因素的关系国内外学者已有较多研究，有研究表明家庭中父母关系不良或者父母性格急躁等因素与抽动障碍的发病有一定相关性。养教方式的调查结果认为，对孩子管教过于严厉的家庭，孩子的精神常常处于高度紧张、焦虑、恐惧、害怕、矛盾、不安的状态，孩子的性格变得怯懦、胆小、自卑，神经系统容易出现功能紊乱，最终导致全身或局部肌肉不自主抽动等行为上的障碍。而对孩子溺爱的家庭，特别是家长中一方是溺爱，另一方是严厉者，孩子往往任性、冲动，自控能力差，同时伴有紧张、焦虑等矛盾性格，更易使神经系统出现紊乱，以致发生抽动及其他共患病，如注意缺陷多动障碍、强迫症、情绪障碍等。

对于临床医生，我们不单要关心或关注孩子的心理问题，同时更重要的是家长本身，家长更应注意自己可能存在或多或少的一些"心理问题"，例如，家长带孩子来就诊时，往往带有明显的焦虑倾向，常常提出许多问题，如怀疑患儿脑内是否有问题、是否由自己的养育失误所致、预后是不是很差，甚至有绝望的心情等。这些都潜移默化地、有意识或无意识地影响着孩子。从而造成了孩子的心理压力，特别是年纪稍大一点的孩子，更是比较敏感，可能会强化了孩子的症状。而在日常生活中如果刻意关注和制止患儿的抽动，甚至训斥孩子的症状是坏习惯则更是不可取的，这些反而会加重症状或增加家庭内紧张感，容易造成病情加重，这或许是症状持续或者治疗效果不好的重要原因之一。

创造温馨和谐的生活环境和注意合理营养是预防抽动障碍需要注意的问题，家长们要应使孩子在轻松愉快的环境中度过童年，要因材施教，切勿盲目望子成龙。养成良好的生活习惯，一些好的习惯对于预防抽动障碍有很好的效果，家长应自小培养患儿良好的生活学习习惯，按时作息，加强集中注意力的训练，培养孩子的正确学习态度，培养他们的学习兴趣。抽动障碍患儿行为问题与家庭精神环境相互作用和影响，帮助父母等家庭成员提高对抽动障碍的认识，建立和谐良好宽松的家庭氛围可以有效减轻抽动障碍患儿的抽动症状和行为问题，降低患儿的心理负担。

二、社会影响因素

在社会环境因素中，无论是儿童出生前还是出生后，污染、药物、毒物、射线等环境因素的接触均可能导致抽动障碍的发生。近年来，食品安全的相关性也逐渐引起人们的关注，其中包括食品中塑化剂对抽动障碍的影响。虽然目前尚未有文献报道抽动障碍与塑化剂相关，但是在临床诊疗过程中发现接触塑料包装食品可导致抽动症状的加重，因此推测塑化剂也是抽动障碍的危险因素，孕期妈妈应尽可能减少接触不良的环境因素，孩子出生后亦是如此。

社会心理因素在抽动障碍的发生中同样具有重要地位。儿童在家庭、学校及社会中遇到各种心理事件或引起儿童紧张、焦虑情绪因素均可诱发抽动障碍症状。而且各种类型抽动障碍在应激或焦虑情况下均可能加重，如家长对孩子期望值过高，对儿童管教过于严厉，经常采用不当的打骂、体罚等管教方式；做与儿童年龄和资质天赋不相称的高强度、高要求的能力训练等。学校或者老师对学生要求过严、学业负担超过患儿的承受能力等亦会使患儿感到生活在紧张与恐惧环境中，其情绪得不到放松，没有获得温暖，心理承受能力进一步降低。

家庭和社会在抽动障碍患儿的康复过程中起着至关重要的作用。家庭环境中的和谐氛围能为患儿提供情感支持和安全感。家长们应以爱心和耐心对待在校的患儿，积极与他们的老师沟通，确保老师了解相关的医疗知识。通过这种方式，老师可以引导其他同学避免取笑或歧视患儿，从而帮助患儿缓解紧张情绪和自卑心理，进一步减轻抽动症状。针对抽动障碍患儿及其家长面临的心理健康问题和其他健康需求，实施有效的健康教育和个体化护理支持至关重要。这不仅能够消除不良因素，而且对提高治疗效果起着举足轻重的作用。

在学校里，对于抽动障碍患儿我们可以优先安排座位（如教室前面、离门近）或者给予患儿特殊对待（如让患儿有坐在独立房间里的时间）。同时要预先确定好当患儿抽动严重时可以安排去安全的地方，也可以通过参加支持小组或者安排一名能帮助他学习和社交支持的同伴来分享经验，鼓励患儿积极参加活动，培养能增强其自尊心的爱好。在体育活动方面建议避免让孩子参加剧烈运动，如军训、长跑、竞技性体育活动及重体力活动，提供休息时间，以及适当提供体育运动的机会。

三、儿童自身影响因素

心理压力或紧张的学习和生活方式往往诱发抽动症状出现或使原有症状加重。有研究通过分组将患儿分为重度、中度和轻度抽动障碍，其调查结果显示，重度组的学习压力、学习障碍多于轻中度组，提示学习压力、学习障碍是病情严重的危险因素之一。抽动患儿可因学习过程中不能及时解决不明白的问题或学习障碍而更容易有学习压力、情绪紧张，继而导致病情加重。患儿如果长时间接触电视、沉湎于电脑游戏等低频辐射电器及观看惊险恐怖电视或刺激性强的动画片，也可导致精神过度紧张而诱发抽动或症状加重。因此，父母要合理安排患儿的日常生活和学习，劳逸结合，鼓励和引导其参加各种有兴趣的游戏和活动以转移注意力，同时应避免过度兴奋、激动、紧张、疲劳。

在社交能力上抽动患儿对比正常儿童会较差。一方面，抽动患儿多性格内向胆怯，惧怕社交；另一方面，患儿又可因在社交活动中出现抽动症状被嘲讽而产生躲避心理，容易因疾病而自卑或自信心不足而害怕社交，加重心理负担，反向加重病情，成为患儿病情进展的因素之一，这时需要学校老师的心理支持。应向学校老师讲解与抽动相关的健康知识，使其认识到抽动障碍是种需其配合治疗的神经精神疾病，而不是一种故意捣乱的行为。同时，还应让老师了解，抽动障碍症状在心理压力下会加重或复现，需要适时给予患儿安慰、疏导、减少不良情绪、帮助患儿逐渐改善症状、鼓励其建立学习的自信。同时，老师需要教育周围同学，正视疾病，避免取笑或歧视患儿，为患儿身心健康营造一种被接纳的环境。

第二节　积极治疗

家长要认识到疾病本质，要认识到抽动障碍是可治疗的，经过治疗后的抽动障碍患儿可正常生活和学习。对已明确诊断为抽动障碍的患儿，父母应接受其存在疾病这一事实，调整心态、积极面对、正确认识疾病性质、积极配合医生，帮助患儿减轻症状。部分家长应改正错误认识及做法，如常对患儿表现行为不理解，认为其故意与家长作对，对其采取惩罚、责骂和威胁的处理方法。同时家长不要在患儿面前表现出焦躁、愤怒的情绪。当症状频繁发作时，家长不要太过关注，防止孩子产生严重的心理负担，可以通过转移孩子注意力的方法，有效缓解病症。

中医的治疗方法主要包括辨证论治、中成药治疗和中医外治法，其中临床观察报道显示，中医外治法主要的手段是针灸，其治疗抽动障碍有效率可高达90%以上。中医药治疗抽动障碍的临床疗效已经被证明，但在辨证论治方面，尚未达成一致意见，缺乏统一的客观标准，有必要进一步总结各中医证型的分布规律。

不良的家庭环境和亲子关系既是抽动障碍的诱发因素又是其加重因素，为减少抽动障碍的发生或者发生频率，应改善抽动障碍患儿父母教养方式和儿童生活家庭环境，降低抽动障碍发生风险。一方面，文化程度低的家庭管教方式更加容易出现焦虑、抑郁等不良情况；另一方面，患儿家长通常会过度关注患儿病情变化，加重焦虑情绪，影响家庭关系和家庭氛围，家庭关系和家庭氛围又反向影响儿童情绪，形成一个恶性循环。因此，应加强对患儿父母的心理健康教育，避免不良解决问题的方法而造成的不良影响。

日常生活中要减轻患儿的心理负担，心理负担也会导致抽动障碍的出现。如果孩子浮现病症，家长对孩子不可进行打骂指责，应及时激励孩子，通过有效诊治减轻病症，降低病症对孩子的不良影响。作为家长应当有足够的信心和乐观的心态，与医生一起，共同面对现实，共同努力，最终达到治愈疾病的目的，使孩子能够健康成长，顺利完成学业，度过美好的成长时期。

参考文献

[1] 高汉媛，史正刚．多发性抽动症发病机制探讨．卫生职业教育，2016，34（9）：157-159．

[2] 龚敏，胡建邦，张剑英，等．儿童多发性抽动症的环境心理因素分析．中国公共卫生管理，2020，36（1）：59-62．

[3] 石乔，曹建伟，王如霞，等．抽动障碍患儿应用家庭心理治疗联合食物过敏干预的研究．心理月刊，2023，18（4）：32-34．

[4] 王彩凤，赵志付，史英杰，等．独生子女家庭环境与抽动–秽语综合征发病的相关性分析．国际中医中药杂志，2011，33（8）：698-700．

[5] CASTRO B，SÁNCHEZ P，TORRES J M，et al. Bisphenol A，bisphenol F and bisphenol S affect differently 5 α -reductase expression and dopamine-serotonin systems in the prefrontal cortex of juvenile female rats. Environmental Research，2015，142：281-287.

[6] HORESH N，SHMUEL-BARUCH S，FARBSTEIN D，et al. Major and minor life events，personality and psychopathology in children with tourette syndrome. Psychiatry Res，2018，206：1-9.

[7] 陈芯莹．儿童抽动障碍病情影响因素及中医证候分析．广州：广州中医药大学，2022．

[8] CANALS J，MORALES-HIDALGO P，JANE M C，et al. ADHD prevalence in spanish preschoolers：comorbidity，socio-demographic factors，and functional consequences. Journal of Attention Disorders，2018，22（2）：143-153.

> **第十二章**

抽动障碍的护理

第一节　疾病的观察

　　抽动障碍患儿大多数以运动性抽动为首发症状，其中以眨眼最多，家长对此病缺乏认识，以为是不良习惯而对患儿加以训斥，或者错误就诊于眼科或其他科，因而延误诊断与治疗。护士要认真观察抽动障碍患儿抽动发作的部位、形式、频率、强度、复杂性及干扰因素等，并做记录，以此可以作为临床诊断和疗效观察的依据。护士需要评估抽动障碍患儿的严重程度及其相关的共患病和功能障碍。单纯的临床观察可将抽动障碍病情简单分为轻度、中度和重度。轻度指轻微抽动症状，不影响儿童的正常生活、学习或社会活动；中度为经常性抽动症状，以某种方式干扰儿童正常功能和社交活动；重度是指经常性抽动症状，严重影响儿童的生活、教育和社会活动。照护人员应充分了解引起抽动症状加重或减轻的因素，同时要注意观察有无发作先兆或诱因。

　　护理人员应分别对家长及患儿进行健康教育。向家属讲解本病的发病原因、症状表现、治疗及干预方法、预后等知识，使家长认识到患儿的异常表现是由本病所致，学会理解患儿，能够识别和评估异常情况。当患儿出现相关症状时，不能一味地指责患儿，也不要过度紧张，应主动陪伴患儿，给予患儿关爱和鼓励，帮助患儿一同面对疾病，共同配合治疗，结合家庭干预，促使病情改善。同时对年龄偏大的患儿进行健康教育，讲解本病的发生原因，使其认识到抽动症状的危害及针对性治疗的重要性，明确告知患儿病情通过临床治疗可有效改善，使其积极面对治疗，消除焦虑、不安等负面情绪，并强化患儿自制力，学会克制情绪，主动避免不良行为。鼓励患儿积极与家人、同学等交流，通过自身礼貌的言行及协作精神，与同伴融洽相处。

第二节　生活中的护理

　　研究显示抽动障碍儿童的睡眠阻抗、入睡时间、睡眠焦虑及夜醒等各层面得分高于对照组儿童，主要表现为已到睡觉时间仍不肯上床入睡、害怕独自入睡、害怕黑暗、对睡眠环境要求较高、夜间易醒、醒来哭泣或寻找父母等。这可能与抽动障碍儿童常伴随的焦虑情绪有关。抽动障碍儿童的焦虑情绪始终伴随其日常学习生活，而焦虑症状与睡眠习惯密切相关，如睡时开灯、需要怀抱玩具或某一特定物体入睡、对声音敏感、害怕黑暗或独睡、做噩梦、睡中哭泣等。Sadeh 等发现，焦虑患儿的睡眠质量显著低于对照组儿童。另外一项使用睡眠活动监测评估的研究也显示出类似结果，即焦虑儿童的睡眠效率降低、夜醒增加、入睡困难等。超过 70% 的抽动障碍患儿在 15 ～ 32 小时的睡眠观测期内会出现周期性肢体运动综合征（periodic limbs movement syndrome，PLMS）；在抽动障碍共患的睡眠问题中，首先睡眠觉醒转换障碍（sleep wake transition disorder，SWTD）最常见，其次是入睡及睡眠维持障碍，后者和抽动障碍患儿抽动症状的严重程度密切相关。综上所述，抽动障碍患儿常伴随各层面的睡眠问题，这些睡眠问题常导致儿童情绪及精神状态不佳，护士和家长应合理地安排好抽动障碍患儿的日常生活，生活习惯要有一定的规律性，如每天的作息时间相对比较固定等，每天看电视或看电脑时间不可超过半小时，且不可看过于激烈、刺激画面的动画片，对于重症者应避免看电视。避免使用电脑，如确有学习需要，每次使用电脑时间不宜过长，严禁长时间使用电脑玩游戏。同时抽动障碍患儿的居室环境除了要注意开窗通风，保持湿度、温度以外，最重要的是要保证居室安静，应尽量减少噪声，如空调、冰箱、洗衣机等要离患儿居室远一些；不要大声放摇滚乐、打击乐，可适当放些缓慢、柔和的音乐。让患儿生活在一个相对安静的环境中，会有利于疾病的康复。

季节交换期，尤其是春、秋季为感冒高发期，应注意为患儿增减衣物，谨防感冒，因为感冒极易引起患儿症状复发或加重，可以按时进行常见传染病的疫苗预防接种。注意治疗期间的饮食，不吃油腻、生冷、含铅量高的食物，服药期间不吃辛辣、海鲜、方便面、膨化食品，应以清淡佳肴为宜，适当补充营养。对于部分抽动障碍患儿因抽动给生活带来的不便，如头颈部抽动可影响患儿的进食；四肢抽动可影响患儿穿衣；膈肌抽动可引起呕吐；膀胱肌肉抽动可引起尿频；还有的患儿出现频繁的强迫性咬唇、咬嘴、咬牙等症状，造成躯体感染，生活上必须给予照顾，如喂饭、协助穿衣、协助大小便等。

第三节　学习方面的护理

部分家长在患儿发病之后，过多地关注患儿的症状，而忽视了对患儿日常学习和生活的合理安排，这不利于患儿的日常治疗。护士可以采用家庭护理干预措施指导家长正确认知本病并加强与学校之间的沟通交流，取得学校方面的配合，正确对待患儿相关言语和行为举止，为患儿创造宽松舒适的学习生活环境，同时为患儿安排合理的休息和学习计划，可避免患儿身心过度疲惫，这对于降低抽动障碍发生率具有重要意义。除了病情严重患儿需要休学休息外，其他的患儿可根据病情程度合理安排学习和生活，指导患儿及家长能主动在日常生活中进行认知疗法，以及习惯逆转训练等行为治疗，可逐步改善患儿临床症状。对于病情较为严重的患儿可适当休学一段时间。引导家长合理安排患儿的学习和生活，指导患儿进行自主训练，协助患儿树立起战胜疾病的信心和勇气。

在医疗环境下，护士可以运用结合卡通游戏元素的健康教育方法，并配合团体辅导护理策略，以协助缓解难治性多发性抽动障碍患儿所经历的抑郁和焦虑等负面情绪。

通过轻松愉快的健康教育形式，创造适宜于学龄期患儿性格特征的医疗护理环境，有助于其以正面的情绪状态面对治疗与训练干预，可作为目前精神科护理领域简单易行且有效的护理干预手段。

第四节　学校和社会方面的护理

由于抽动障碍患儿的智力一般不受影响，故可以正常上学，但如果父母的期望值越高，教育方式越严格，患儿的学习和生活氛围就越紧张，多发性抽动障碍频率也就越高。家属应多给予患儿关爱，耐心对待患儿，倾听患儿内心声音，多与患儿进行互动，打造温馨、和谐的家庭环境。可进行"木头人"等游戏，训练患儿自控能力；还可进行创造性活动，增强患儿的专注力，使其全神贯注地投入活动中，有助于减少抽动症状。家长还应与学校老师积极沟通，必要时可以由医护人员与老师沟通，使老师了解患儿病情，给予必要的学校支持。患儿通常可以参加学校组织的各种活动，如春游、参观和课外文娱活动等。

在体育活动方面 Jackson 等人的研究发现，低强度有氧运动训练（太极拳）与中等强度有氧运动训练（搏击）对于抽动障碍具有不同程度的益处。搏击对于认知控制任务表现有显著提高，而太极拳的效果较小。此外，搏击运动后，患儿认知控制的增强程度预示了抽动频率的降低程度。这些发现表明，有氧运动可能是一种有效的干预措施，可以通过增强相关认知控制回路来改善儿童青少年抽动障碍的抽动自我调节能力。一项系统综述认为，短期的低、中强度运动对于抽动障碍的抽动具有缓解效应，但短期高强度运动可能会加剧抽动。然而，长期高强度的体育运动似乎也能减轻抽动的严重程度。需要注意的是，长期参与体育运动对抽动障碍患者具有积极的影响，尽管在停止运动后，这些益处仍能在一定时间内持续体现。然而，随着运动干预的终止，抽动的严重程度或频率将逐渐恢复到基线水平。这表明，为了维持抽动障碍患者的健康状况，持续参与体育运动是必要的。但是，当患儿抽动发作特别频繁、用药不能控制或同时伴发比较严重的行为问题时，就需暂时停学一段时间，待临床症状明显减轻或基本控制后，再继续上学。

第五节　心理方面的护理

一、儿童本身

护患应建立良好沟通，进行精神安慰和正确的指导，医务人员要主动与患儿接触与交谈，营造舒适、安全、温馨的治疗环境，评估患儿心理状态，确定心理问题，给予针对性心理咨询，帮助患儿疏导情绪，缓解心理压力，并给予心理支持，正视自身病情。同时指导家属科学护理患儿，进行行为治疗，帮助改善患儿病情。此外，还可指导患儿进行深呼吸等放松训练。对大龄患儿讲解此病的知识，鼓励其配合治疗，运用正强化方法增强自制力，克服急躁的情绪，用消退法减少不良行为。此外，在与患儿接触和交谈过程中，要树立医护人员的威信，为患儿办事认真求实，说一不二，答应的事一定办到，对年长儿还要辅以奖励的正强化方法，以增强患儿的自制力，从而达到治疗之目的。

心理行为治疗是改善抽动症状、干预共患病和改善社会功能的重要手段。轻度抽动障碍患儿多数采用单纯心理行为治疗即可奏效。通过对患儿和家长的心理咨询，调适其心理状态，消除病耻感，采用健康教育指导患儿、家长、老师正确认识本病，淡化患儿的抽动症状。同时可给予行为治疗，包括习惯逆转训练、暴露与反应预防、放松训练、正强化、自我监察、密集练习、认知行为疗法等，其中习惯逆转训练和暴露与反应预防是一线行为治疗。

二、家长

医护人员通过指导家属科学护理患儿，进行行为治疗，可帮助患儿改善病情。通过亲子间良好关系的建立，让家属在护理患儿的过程中给予更多的耐心与关爱，同时护理人员应及时注意到家长在长期照顾患儿时有可能产生的焦虑、抑郁、急躁等情绪问题。尽可能地多谈些让患者和亲属觉得满意、宽慰的语言和事物。安抚患者及亲属，目的是希望使家属精神放松，但是决不能将有可能加重其焦虑与紧张的消息带去，要尽量避免谈及会影响对方及对方忌讳的话语。要有真诚的同情心，和蔼可亲的心态，用亲切美好的话语，了解父母对患儿生病所造成的困难，并设身处地地为患者考虑，通过细心观察，专心听取父母的叙述，仔细分析父母不同心理问题和问题产生的因素，从而有的放矢地做好心理护理。

参考文献

[1] 卢青，孙丹，刘智胜.中国抽动障碍诊断和治疗专家共识解读.中华实用儿科临床杂志，2021，36（9）：647-653.

[2] 关俊英，刘玉秀，刘园佳.小儿抽动障碍病因及护理干预分析.医药与保健，2021，29（5）：190-191.

[3] 陈妙盈，梁雪冰，邱旋英.儿童抽动症的健康教育和护理.国际医药卫生导报，2008，

14（20）：84-86.

[4] 晏翠芳，徐桂凤，苏海浩，等.抽动症儿童的睡眠特征研究.国际医药卫生导报，2016，22（11）：1520-1521，1544.

[5] SADEH A，DE MARCAS G，GURI Y，et al. Infant sleep predicts attention regulation and behavior problems at 3-4 years of age. Developmental Neuropsychology，2015，40（3）：122-137.

[6] LAM L T，YANG L. Duration of sleep and adhd tendency among adolescents in China. Journal of Attention Disorders，2008，11（4）：437-444.

[7] 刘玉秀.家庭护理干预在抽动症患儿中的应用效果.首都食品与医药，2019，26（1）：151.

[8] 王红歌，孙雪义，张玉，等.卡通游戏式健康教育联合团体辅导在儿童难治性多发性抽动症护理中的应用.中华现代护理杂志，2020，26（20）：2773-2777.

[9] 程彩霞，张宏.小儿抽动障碍病因及护理干预效果研究.哈尔滨医药，2023，43（02）：141-142.

[10] JACKSON G M，NIXON E，JACKSON S R. Tic frequency and behavioural measures of cognitive control are improved in individuals with Tourette syndrome by aerobic exercise training. Cortex，2020，129：188-198.

[11] KIM D D，WARBURTON D E R，WU N，et al. Effects of physical activity on the symptoms of Tourette syndrome：A systematic review. Eur Psychiatry，2018，48：13-19.

[12] 陈妙盈，梁雪冰，邱旋英.儿童抽动症的健康教育和护理.国际医药卫生导报，2008，14（20）：84-86.

[13] 中华医学会儿科学分会神经学组.儿童抽动障碍诊断与治疗专家共识（2017实用版）.中华实用儿科临床杂志，2017，32（15）：1137-1140.

▶▶▶ 第十三章

抽动障碍的预后

抽动障碍患者预后与抽动症状的严重程度相关，多项针对国内抽动障碍患者预后情况的研究结果提示，与国外的研究数据类似，多数国内抽动障碍患者预后较好，约2/3患者抽动症状在成年后得到缓解。影响抽动患者预后的因素多种多样，同时预后的影响因素中合并共患病、精神或神经疾病家族史及抽动障碍程度等危险因素与国外报道的数据也类似。患儿症状较轻时，其学习和社交能力受影响较轻，能正常开展日常生活，不依赖药物治疗，并可以自愈；若症状较重，且严重影响学习、生活和社交能力，一般预后较差。影响儿童抽动障碍预后的因素很多，且各家报道不尽相同，合并共患病也会加重抽动障碍患者的经济负担，增加治疗难度，影响患者预后。从遗传学角度出发，家族病史也是影响抽动障碍患者预后的重要因素。国内有学者回顾1999—2016年7项关于抽动障碍患者预后影响因素的研究，其中6项为横断面研究，1项为非随机对照试验，涉及1198名4～18岁患者结果提示，中国抽动障碍患者预后良好，其中疾病严重程度、既往患病史、是否合并共患病和病情发生频率为影响预后情况的重要原因，但所涉项目整体研究样本量不大，研究的设计及实施循证质量不高，更详细的情况有待未来更进一步的研究探索。

第一节　年龄因素

抽动障碍的发病因人而异，多数是逐渐发病，但也可以突然发作，部分患者在抽动发生之后能自然缓解。一部分青少年患者在首次症状出现后的 10 年内，抽动障碍症状可完全显现，但有时抽动症状每天或每周都有显著变化；部分病例到了少年后期、成年早期抽动症状才开始改善。约 1/3 患者抽动症状可以完全消失，剩余的 2/3 患者中多数会有症状改善、程度减轻，可能不会造成身心损害，但也有可能抽动症状会终身反复出现。65 岁以上人群在抽动障碍确诊的患者中占比极小，不超过 1%。此外，也有人认为首次发病年龄在 4 ～ 6 岁的抽动障碍儿童预后较差。

根据临床和人口统计学研究，10 岁前首次出现抽动症状的患儿 80% 在青春期症状明显减少或减轻；50% 的抽动障碍儿童在 18 岁以前可停止症状，持续到成年的抽动障碍严重程度可以明显减轻，虽然轻微的抽动症状可能仍然存在，但抽动强度和频率在 18 岁以后大部分会下降至不影响患者社会功能的水平。当然，也有部分难治性病例，特别是合并共患病的抽动障碍患儿，治疗仍十分困难，如约 20% 的抽动障碍儿童抽动强度没有降低，仍存在中等程度身体功能损害，甚至部分患儿进入成年期后症状反而加重且伴随严重并发症。研究表明，儿童期和成年期抽动障碍有 3 种结果：1/3 患儿抽动症状缓解；1/3 患儿抽动症状减轻；1/3 患儿抽动症状一直迁延至成年或终身，其生活质量亦可能受到抽动症状或伴随的心理和行为障碍的影响。

第二节　疾病严重程度的影响

通过对长期随访资料的分析，可以对抽动障碍的预后做出评估。一般来说，大多数抽动障碍患者的预后较好，但也有少数患者可因严重抽动症状、强迫行为、品行障碍等而影响患者的生活质量。一些研究表明，起病于儿童期的抽动障碍患者，40%～50%症状在青春期后自然缓解，25%～30%抽动症状明显减轻，剩下的25%～30%抽动症状迁延到成年。

一直持续至成年的这部分患者，其症状通常并不比童年时期更严重，多数人随着年龄增长在掩饰或修饰其症状方面会做得愈来愈好。且大多数抽动障碍患儿在成年后病情逐渐缓解，甚至消失，对其学习及社会适应一般影响不大，能够过上正常人的生活；仅少数患者症状迁延，可因抽动症状或伴发的行为障碍而影响患者的学习、生活或社交活动，降低生活质量。

可以预测抽动障碍严重程度的因素包括疾病严重程度、共患强迫障碍和社会心理压力等。抽动障碍越严重，生活质量越差。但有学者认为，儿童期抽动症状的频度和严重程度与成年期抽动症状严重程度，以及后来的病程并没有明显的相关性。关于抽动类型的影响，随访研究发现儿童期表现为发声性抽动症状的患儿，其成年后的社会心理功能障碍程度高于运动性抽动症状患儿。但通过患者儿童期的抽动形式是否能预测其成年期抽动症状或共患病症状，这一点目前仍有争议。抽动障碍家族史等因素，也可能与本病的预后有一定的关系。

第三节 共患病因素

抽动障碍患儿若合并如注意缺陷多动障碍、强迫障碍、情绪障碍和品行障碍等，均会增加抽动障碍病情复杂性和治疗的难度。共患病不同程度影响抽动障碍的预后，抽动障碍患儿中合并有注意缺陷多动障碍的占比为40%～60%，注意缺陷多动障碍对患儿社会功能的影响可能比抽动障碍造成的障碍更大，如患儿合并表现出攻击性行为、品德问题或其他不良行为者易导致违法犯罪，预后较差。对于抽动障碍共患注意缺陷多动障碍的患儿，如果存在学校和家长处理策略不当、受歧视、被斥责、被打骂或被停学等情况，可能导致学校及家长与患儿间冲突加剧而发生情绪抵触、对抗等，预后更差。60% 抽动障碍患儿有强迫症状，成年期抽动障碍患者生活质量较低，多与合并强迫障碍有关。有学者对 21 例抽动障碍患者进行了长达 9 ～ 12 年的追踪随访观察，结果提示本病的抽动症状大多预后良好，但发现一个值得注意的问题，在初次就诊时所有病例均未发现明显的强迫症状，而在随访的 1 ～ 7 年中有 48% 的病例先后出现强迫性数数字、强迫性行走和强迫性触摸物体等强迫行为，且这种强迫行为与抽动的改善、氟哌啶醇的治疗无明显关系，提示强迫症状可能是影响患者远期预后的重要因素。另外，少部分共患品行障碍的抽动障碍患者容易导致刑事犯罪，预后可能较差。因此，应积极治疗共患病，及早采取正确教育引导、心理行为干预、药物治疗和其他非药物治疗等综合干预措施，改善症状和患儿预后。总之，抽动障碍共患注意缺陷多动障碍和强迫障碍等，与抽动障碍心理社会功能的进一步损害有关。

第四节　诊断因素

正确地诊断与治疗效果和预后密切相关。儿童时期的不自主运动症状较为常见，其原因复杂多样，需加以鉴别。抽动障碍的 3 种亚型分别有其自然病程，判定疗效、维持用药时间及预后需考虑不同亚型的特点，并需跟踪观察各亚型之间的演变。Bruun 等研究 Tourette 综合征预后与疾病谱的关系时，对 58 例抽动障碍患者随访了 2 ～ 14 年，结果显示，10 例仍为短暂性抽动障碍；23 例符合慢性运动或发声抽动障碍；25 例符合 Tourette 综合征。表明抽动症状可单独持续存在，也可以从短暂性抽动障碍发展至 Tourette 综合征。

第五节　治疗因素

一般来说，经过持续 1～2 年的药物治疗和非药物治疗，大多数的抽动障碍症状能获得改善或完全缓解。然而，现有的研究提示药物对抽动障碍的预后和与疾病相关的自然进展影响尚不完全清楚。由于大多数父母和儿童对按时服药缺乏依从性，过早停药、剂量不当或药物类别频繁变化都可能导致症状复发或恶化；突然中断用药也可能导致撤药综合征的发生，影响疾病预后。然而，一些抽动障碍患儿在药物治疗期间可能会出现药物不良反应，这些反应可能会影响他们的学习或日常活动，如嗜睡、反应迟缓、记忆力减退、情绪低落、写作困难、成绩下降和厌恶学习等。因此，在抽动障碍儿童的预后跟踪过程中，需注重来源于药物的负面影响。对于合并注意缺陷多动障碍的抽动障碍患儿，以前认为哌甲酯可能会诱发或加剧抽动症状，近年来的多项荟萃分析研究发现，常规剂量的哌甲酯在治疗共患注意缺陷多动障碍的患儿方面同样有效，并且不会加剧抽动症状；可乐定可作为抽动障碍合并注意缺陷多动障碍的首选治疗用药。但是，治疗过程中仍需要密切观察和慎重选择。

鉴于抽动障碍易受心理精神因素影响，及时控制抽动症状，减轻身体不适和心理负担，纠正不良行为和情绪，也有利于疾病的预后和预防严重行为障碍的发生。

第六节　其他因素

原本经治疗后已缓解的抽动症状可能会在患儿受到自身或环境因素的影响时再次被诱发，其反复或波动出现的症状轻重程度也会影响患儿预后。

　　抽动障碍患儿经过治疗症状缓解之后，常常由于内因性或外因性的影响而使症状复发或波动，症状时轻时重影响预后转归，通常可能与以下因素有关：月经期和其他内分泌的变化、躯体疾病、发热感染（特别是病毒感染）、吸烟、饮酒和饮料（如咖啡等）、意外事故、过冷或过热的天气、精神创伤、过度兴奋或疲劳、沉重的学习负担、考试期间的精神压力、远离家生活、服用特殊药物（如抗精神病药、抗抑郁药、兴奋剂、抗癫痫药、抗组胺药、可卡因、左旋多巴等可诱发或加重抽动症状的药物）等。因此，对于在抽动障碍恢复期出现明显症状的患者，需要考虑某些诱发或促使抽动障碍加重因素的影响。

　　尽管抽动障碍经常会影响个人的外在形象，而且至今尚无法完全根治，但是它并不威胁生命或影响患者的寿命。大部分抽动障碍患者的生活和工作几乎与正常人无异，其中的很多人成了作家、音乐家、法官、检察官、律师、工程师、数学家、教授、演员、体育明星等；还有一些人成为医生，而且还是外科医生。有人认为前五任的罗马帝国元首都是抽动障碍患者，因而称抽动障碍的基因为"帝王基因"。音乐神童莫扎特也被医学界高度怀疑患有抽动障碍，因为在他的家信中出现过不少和人体器官或排泄物有关的不雅表述，特别是在写给他姐姐的信中，多次出现开玩笑、颠倒或隐秘的用语；当时也有记载提到莫扎特的行为举止与普通人有许多不同，也许就是因为这些特质间接导致这位神童在童年之后一直没有得到他应得的待遇，在他短短35年的人生中，几乎没有一份像样的、有固定待遇的工作，大多数日子都活得很艰辛。然而，也正因如此，有人认为抽动障碍的相关基因可能与高创造力、高智商等突出表现相关，但也常常伴随低情商，生活艰难。

参考文献

[1] 郭徵艺，阳柯佳，雷静，等 . 中国儿童抽动障碍预后影响因素的系统评价 . 中国中西 医结合儿科学，2023，15（4）：283-290.

[2] 刘芳，王高华，姚宝珍 . 儿童抽动障碍的损害评估及共患病的交互影响 . 医学综述， 2021，27（15）：3026-3030，3038.

[3] 李瑞本，栾奕博，郭圣璇，等 . 儿童抽动障碍安慰剂效应的系统评价和 Meta 分析 . 中 文科技资料目录 – 中草药，2022，45（4）：759-767.

[4] 刘芳，姚宝珍，王军陵，等 . 抽动障碍患儿的生活质量状况及其影响因素分析 . 神经 疾病与精神卫生，2022，22（10）：691-699.

[5] 张思 . 抽动障碍成年预后的危险因素调查及其对幼年期的临床指导分析 . 北京：中国 中医科学院，2022.

[6] HASSAN N, CAVANNA A E. The prognosis of Tourette syndrome: implications for clinical practice. Funct Neurol，2012，27（1）：23-27.

[7] CAVANNA A E, SERI S. Tourette's syndrome. Bmj British Medical Journal，2013，347 （2）：f4964.

[8] BRUUN R D, BUDMAN C L. The course and prognosis of Tourette syndrome. Neurol Clin，1997，15（2）：291-298.